# 细菌持留性分子机制

## 基础理论与实验指导

主编　周建华　马晓霞

中国科学技术出版社
·北京·

图书在版编目（CIP）数据

细菌持留性分子机制：基础理论与实验指导 / 周建华，马晓霞主编 . — 北京：中国科学技术出版社，2024.8

ISBN 978-7-5236-0484-7

Ⅰ.①细… Ⅱ.①周…②马… Ⅲ.①细菌病－教材 Ⅳ.① R515

中国国家版本馆 CIP 数据核字 (2024) 第 039812 号

| | |
|---|---|
| 策划编辑 | 黄维佳　刘　阳 |
| 责任编辑 | 黄维佳 |
| 文字编辑 | 方金林 |
| 装帧设计 | 佳木水轩 |
| 责任印制 | 徐　飞 |

| | |
|---|---|
| 出　　版 | 中国科学技术出版社 |
| 发　　行 | 中国科学技术出版社有限公司 |
| 地　　址 | 北京市海淀区中关村南大街 16 号 |
| 邮　　编 | 100081 |
| 发行电话 | 010-62173865 |
| 传　　真 | 010-62179148 |
| 网　　址 | http://www.cspbooks.com.cn |

| | |
|---|---|
| 开　　本 | 787mm×1092mm　1/16 |
| 字　　数 | 156 千字 |
| 印　　张 | 8.75 |
| 版　　次 | 2024 年 8 月第 1 版 |
| 印　　次 | 2024 年 8 月第 1 次印刷 |
| 印　　刷 | 北京盛通印刷股份有限公司 |
| 书　　号 | ISBN 978-7-5236-0484-7 / R・3159 |
| 定　　价 | 98.00 元 |

# 主编简介

　　周建华，博士，副研究员，硕士研究生导师。任职于西北民族大学生物医学研究中心，主要研究方向为病原生物学与基因工程。先后主持国家自然科学基金2项、甘肃省自然科学基金1项、优秀青年团队培育项目1项、西北民族大学引进人才科研项目1项及企业横向研究课题1项。以第一发明人身份获发明专利1项，主译专著《细菌持留状态研究方法与操作规程》，以第一作者或通讯作者身份于SCI期刊发表学术论文7篇，于CSCD-C中文期刊发表学术论文4篇。

　　马晓霞，博士，副教授，硕士研究生导师。先后担任西北民族大学生命科学与工程学院、生物医学研究中心教师，曾赴荷兰鹿特丹伊拉兹马斯大学医学中心肝病与肠道病研究组短期访学。主要研究方向为病毒基因工程与病原遗传学。先后主持甘肃省教育厅科技项目1项、中央高校基本业务科研项目2项，参与国家自然科学基金4项、国家教育部创新团队项目及科技重大专项各1项。主编教材2部，以第一作者或通讯作者身份于SCI期刊发表学术论文21篇（累计影响因子40分），于CSCD-C中文期刊发表学术论文3篇。

# 内容提要

持留菌是细菌在生长过程中随机形成的规模小、呈休眠状态且高度耐受抗生素的菌体亚群。已有实验证明，细菌持留性与临床上细菌慢性感染及耐药性的产生相关。由于细菌持留性的分子机制复杂多变，给人类健康带来诸多挑战。作者从细菌持留性的基本概念、分子机制研究及相关实验操作等方面进行了系统介绍，重点讨论了开展细菌持留性科学研究的相关方法，以及不同分子机制实验研究的具体操作规程。本教材阐释系统、图表简洁，兼具理论指导性和实际操作性，可作为国内高等院校开展相关微生物学实验教学的指导用书，也可供从事细菌持留性相关研究的科研人员借鉴参考。

# 前　言

在人类疾病中，有相当一部分是由病原微生物引发的，病原微生物中一类规模小、表型异化、能耐受致死浓度抗生素，并能将此特性遗传的细菌被称为持留菌。抗生素的发明为临床治疗感染性疾病带来了前所未有的进步。然而，抗生素治疗虽然控制了患者的临床症状，但与此同时，其临床疗效却在逐渐减弱。随着近年来相关研究的不断深入，科研人员发现，细菌性感染治疗过程中出现了慢性感染迁延不愈，而其罪魁祸首正是耐受抗生素的持留菌，而非耐药性病原菌。持留菌形成的分子机制复杂多变，导致持留菌在遗传进化方面表现得十分抢眼，持留性强的菌株会快速取代持留性弱的菌株，从而扩大菌体群落对外界环境的耐受规模。

在自然条件下，持留菌采用长期休眠－缓慢生长－迅速增殖的生存策略应对外界极为苛刻的选择压力，从而实现自身生存及菌落生态结构稳定。临床上，常见的持留菌主要包括大肠杆菌、沙门菌、鲍曼不动杆菌、结核分枝杆菌、铜绿假单胞菌、金黄色葡萄球菌、屎肠球菌和白念珠菌（编者注：白念珠菌虽为真菌，但其持留性特征及机制与细菌类似，故书中一并予以介绍）等。与种群常规菌体或抗性突变菌体相比，持留菌因其临时休眠、缓慢增殖及无法性状遗传等特性，使人们深入研究持留菌形成的相关分子机制时受到较大阻碍。

基于持留菌在宿主体内小规模存在且神出鬼没的生物学特性，本书将系统介绍持留菌形成的不同分子机制及相关实验研究的经典操作规程，为从事细菌持留性相关研究的科研人员提供理论依据和技术指导，帮助科研教学人员深入探索持留菌的遗传学与生物学特性，同时指导高校师生开展与持留菌相关的实验教学活动。

周建华　马晓霞

# 目　录

# 第1章 细菌持留性的基础知识

## 一、细菌持留性的概念

抗生素在控制临床感染性疾病方面可谓是现代医学的基石。20世纪中期甚至被称为"抗生素时代"，人们认为到20世纪末，传染病将被根除，人类预期寿命将大幅提高。同样，针对器官移植、风湿病学科及肿瘤学等具有高侵入性和高端手术要求的免疫调节治疗也发挥着关键作用。然而，越来越多的细菌正在对目前使用的多种抗生素产生抗药性，导致出现了多重耐药（multidrug-resistant，MDR）细菌。因发现青霉素而获得诺贝尔生理学或医学奖的Alexander Fleming教授警告过抗生素的过度滥用可能导致细菌的广泛耐药性。由于新的抗微生物药物很少，并且由于MDR细菌的普遍存在导致治疗失败，抗生素耐药细菌已成为现代医疗保健的重大威胁。

多国政府与世界卫生组织（World Health Organization，WHO）和联合国（United Nations，UN）一起致力于减少和预防细菌耐药趋势的不断发展，这是一场与时间赛跑的竞赛。瑞士达沃斯世界经济论坛2019年的最新报告强调了采取有效措施来应对"传染病的快速和大范围传播"的必要性，这是人类健康面临的最大威胁之一。抗生素耐药细菌引起的感染每年在全球范围内造成数十万人死亡，并估计在2050年每年将导致超过1000万人死亡。另外，植入式医疗器械在高端手术治疗中使用频率的增加，如关节假体、人工心脏瓣膜、血管内假体和起搏器，导致生物被膜相关感染的发生率增加，这反过来又导致另一个重要现象：抗生素耐受性。抗生素耐受性使细菌能够在标准微生物学检测中完全敏感的情况下，在抗生素高强度选择压力下存活下来。通过使用体外实验和数学建模，Balaban及其同事最近表明，耐受性可以先于耐药性出现，而耐受性突变可以导致抗生素耐药性的快速进化。

抗生素耐药通常导致延迟充分的抗生素治疗，增加发病率和死亡率。抗微生物耐药性（anti-microbial resistence，AMR）是微生物在高抗生素浓度下生长的遗传能力。通常通过测量特定抗生素的最小抑菌浓度（minimum inhibitory concentration，MIC）来量化，其中耐药细菌能够在抗生素的致命浓度下繁殖和生长，而这对同一物种的其他菌株是致命的。抗生素耐药有不同的类型。一方面，由于缺乏或存在某些结构而导致抗生素无效的天然内在耐药性。另一方面，细菌可以通过染色体基因的突变或染色体或质粒的水平基因转移获得耐药性。在诸多耐药表型的菌株中，持留菌对人类健康威胁不容小觑。

持留菌指在致死性抗生素浓度的环境中，可耐受抗生素、菌群占比小、休眠/增殖缓慢、无表型遗传性的病原微生物。病原菌的持留表型最早发现于 20 世纪 40 年代，但是由于当时实验平台未能有效满足持留菌培养过程中的各种条件要求，相关形成机制的研究进展缓慢。随着分子生物学、细胞生物学及免疫学技术的飞速发展，科研人员建立了一系列高效且稳定性强的实验方法，这促使了持留菌生理学、分子形成机制及遗传学研究的突破。在诸多新创实验方法的产生前，持留菌表型分析、抗性分析、生长抑制诱导、单菌培养分离等实验方法给后续实验技术的升级奠定了坚实基础。我们将重点介绍常见持留菌形成的分子机制，以及相关实验操作步骤。

## 二、细菌持留性的研究现状及展望

现代医学研究表明，持留菌是导致慢性感染疾病复发和抗生素治疗失效的重要原因。持留菌的一个主要特征是双相杀菌，即对敏感菌群的快速杀灭和对持留菌亚群的较慢清除，即二相性。这种现象突显了细菌培养物中的表型异质性，即克隆种群中并非所有细菌以相同的速率被清除。与抗生素耐药性和异质耐药性不同，其中一小部分细菌短暂地表现出更高 MIC 值的生物表型，持留菌无法在抗生素存在下增殖。抗生素持久性和耐受性通常可以互换使用，两者都描述了在抗生素存在下增加存活率而 MIC 无明显改变的生物学现象。然而，持留性描述了细菌亚群的生物表型，而耐受性描述了整个细菌群体暴露在抗生素环境中的存活能力。因此，细菌持留性是耐药性的一个组成部分，其中一小部分持留菌能够不惧暴露在抗生素的环境中，反映为双相杀菌曲线（图 1-1）。然而，在持留菌引发持续性感染被发现的几十年间，由于当时研究技术和手段具有局限性，细菌持留性被很多医务工作者和研究

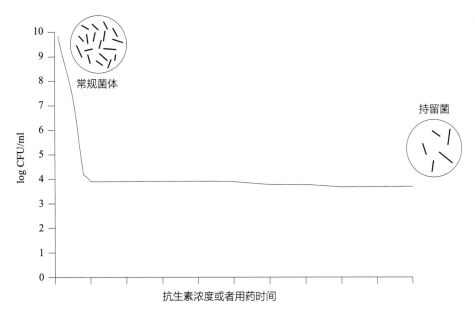

▲ 图 1-1　细菌持留状态图示

在细菌培养物中，大部分菌体可以被适量的抗生素有效杀灭。随着抗生素处理时间的延长，抗生素对菌体杀灭的能力降低，出现了杀菌平台期，标志着持留菌的形成。CFU. 菌落形成单位

人员所忽视。细菌持留性引发研究热潮是源于 20 世纪 80 年代的一项突破性研究成果。研究人员利用甲磺酸乙酯诱导突变体大肠杆菌的过程中，分离出 3 株在青霉素环境中比原始持留菌增殖能力提升 10～10 000 倍的持留菌。其形成的分子机制是，*hipA* 基因突变促进增殖能力强的持留菌形成。由于持留菌培养难度降低，*hipA* 基因突变菌已经成为研究人员研究细菌持留性的模式菌株。随着持留菌培养难题的攻克，越来越多的持留性分子机制（如毒素 - 抗毒素模块、生物被膜及 SOS 系统）被人们所发现。除具有持留性的细菌在医疗领域的重要影响外，围绕持留菌研究实验技术的发展同样促进了相关研究的快速推进。相关实验技术围绕的核心包括筛选方法、单菌体研究、基因文库、组学分析、遗传进化分析等。

# 第 2 章　持留菌形成的分子机制概论

## 一、毒素 – 抗毒素系统

　　毒素 – 抗毒素（toxin-antitoxin，TA）系统是由稳定性毒素及抗此毒素的不稳定抗毒素构成。在 TA 系统中，一个基因表达结构不稳定的抗毒素分子，而另一个基因表达结构稳定的毒素蛋白分子。TA 系统是一个大群，广泛存在于菌体基因组或质粒中，发挥着控制菌体生理活动（包括稳定菌体基因组、调控菌体持留性的形成、提升抗噬菌体侵染的能力、调节菌体毒力和生物被膜的形成等）的重要作用。根据毒素蛋白分子的性质和 TA 系统的组成可以将 TA 系统分为 8 个类型。

　　Ⅰ型 TA 系统中毒素是蛋白质分子，抗毒素则是毒素编码基因反向转录合成的反义 RNA（可以与编码毒素蛋白的 mRNA 互补而阻止毒素蛋白的合成）。相继发现的Ⅰ型 TA 系统包括 *bsrG-SR4*、*Ibs-Sib*、*IstR-TisB*、*hok-sok*、*ldr-Rdl*、*ShoB-OhsC*、*SymE-SymR*、*Zor-Orz*、*txpA-RatA* 等。

　　Ⅱ型 TA 系统的毒素与抗毒素分子均为小分子蛋白，两者直接结合形成稳定复合物来抑制操纵子的转录活性。相继发现的Ⅱ型 TA 系统包括 *yefM-yoeB*、*dinJ-yafQ*、*prlF-yhaV*、*chpBI-chpBK*、*hicAB*、*yafNO*、*hipBA*、*mqsAR*、*ygjNM* 和 *ygiUT* 等。

　　Ⅲ型 TA 系统中毒素是蛋白质分子而抗毒素分子是 RNA 分子。RNA 分子直接与毒素蛋白分子结合，抑制毒素分子的生物活性。*ToxI-ToxN* 就是典型的Ⅲ型 TA 系统。

　　Ⅳ型 TA 系统的毒素和抗毒素分子均为蛋白质分子。通过与毒素蛋白分子展开竞争，抗毒素蛋白分子与靶细胞上特异性受体结合，从而发挥出抗毒素的生物学作用。*YeeU-YeeV* 就是典型的Ⅳ型 TA 系统。

　　Ⅴ型 TA 系统的毒素和抗毒素分子均为蛋白质，但两者之间并非通过直接相互作用来发挥生物学活性。Ⅴ型 TA 系统表达的抗毒素蛋白分子具有 RNA 酶的水解活性，可以通过降解毒素蛋白基因转录的 mRNA 来调控毒素蛋白的活性。以 V 型 TA 系统的 GhoT-GhoS 为例，毒素蛋白 GhoT 可以杀灭细菌或者促使细菌持留性形成，而抗毒素蛋白 GhoS 作为一种特异性核酸内切酶对 GhoT 基因转录的 mRNA 进行剪切降解，最终导致 GhoT 毒素蛋白无法合成。

Ⅵ型 TA 系统中抗毒素发挥着蛋白水解连接因子的作用，促进毒素蛋白分子的降解。以 SocA-SocB 为代表的Ⅵ型 TA 系统首次在革兰阴性菌中被鉴定出来。当细菌处于外部压力的环境下，毒素蛋白 SocB 不断积累并与Ⅲ型 DNA 聚合酶特异性结合来抑制 DNA 合成及延伸。由于毒素蛋白 SocB 的不稳定性，抗毒素 SocA 蛋白分子作为蛋白水解结合因子与毒素蛋白 SocB 结合，并介导蛋白水解酶 ClpXP 对毒素蛋白 SocB 的水解。

Ⅶ型 TA 系统中的毒素分子和抗毒素分子均为蛋白质，但是两者互作机制与Ⅱ型 TA 系统有明显的差别。在 hha-tomB 为代表的Ⅶ型 TA 系统中，抗毒素蛋白会对毒素蛋白进行酶学活性的化学修饰作用。当抗毒素蛋白完成对毒素蛋白的化学修饰后就会与毒素蛋白解离，这一特点与Ⅱ型 TA 系统中的抗毒素与毒素蛋白紧密结合完全不同。

Ⅷ型 TA 系统是今年新发现的一类 RNA 小分子作为毒素和抗毒素分子的 TA 系统。这对小 RNA 分子分别位于不同的 DNA 单链上，但是具有抗毒素作用的小 RNA 可以直接与具有毒素作用的小 RNA 反向互补来阻止毒素小 RNA 的生物学活性。

起初，TA 基因是被证明参与质粒修复重要的操纵子系统。以Ⅱ型 TA 系统为例，毒素与抗毒素均为蛋白质，两者互作来抑制操纵子的转录活性。由于抗毒素产物稳定性差且易被蛋白酶降解，当子代菌体将质粒丢失，抗毒素蛋白加速降解，导致毒素蛋白抑制菌体增殖。在众多 TA 系统相关的操纵子中，hipBA 操纵子调节 hipA 基因的相关研究已经成为 TA 系统生物活性研究的焦点。hipA 基因的蛋白产物能够被 HipB 抑制。当菌体受到外界压力的情况下，体内的 Lon 蛋白酶可以降解 HipB，促进 HipA 的翻译，以及增强 HipA 对菌体的毒性作用。当沙门菌被巨噬细胞吞噬后，持留菌形成的能力提升了百倍。这反映出吞饮泡发生酸化和营养缺乏对沙门菌的双重压力能够激活沙门菌体内 14 种 TA 系统活性，加速沙门菌持留性的形成。

除了环境压力可促使 TA 系统活化，大量存在于细菌基因组中的 TA 系统通过多样的分子互作也能顺利实现持留菌的形成。研究发现，HipA 毒素是一种蛋白激酶，能够磷酸化修饰氨酰基 tRNA 合成酶，阻断蛋白质翻译，诱导持留菌的形成。沙门菌的乙酰转移酶毒素 TacT 能够阻断氨酰化 tRNA- 氨基酸复合物中伯胺基的活性，使氨酰化的 tRNA 无法进行翻译活动，最终促使持留菌的形成。研究人员试图通过针对单独 TA 系统进行敲除来实现持留菌表型的改变。当过表达特定 TA 系统（如 *hipA*、*relE* 及 *mazF* 基因），可显著促进持留菌的产生。反之，将单独 TA 系统从菌体内敲除后，其他 TA 系统会进行代偿反应，继续维持持留菌的生物表型。TA 系统在细菌基因组中呈现的冗余性进一步掀起了针对持留菌遗传特征的研究热潮。

## 二、遗传因素对持留菌形成的影响

许多环境因素，如营养限制、抗生素暴露、酸性 pH、高细胞数、热休克和氧化应激，已被证明可以增加持留菌在同源细菌群体中的数量。高强度的选择压力迫使细菌将自身代谢从活跃调整为平稳。这些选择压力的来源广泛，如营养限制、抗生素暴露、酸性 pH、高密度菌群数、热休克和氧化应激，最终使持留菌在同源细菌群体中脱颖而出。例如，通过几乎所有细菌物种中发现的报警分子 (p)ppGpp 介导的情况下，长期遗传进化所保留持留菌基因组中的不同遗传元件按照严格的分子机制运作，促使持留菌在同源菌群中水平的显著提升。例如，在大肠杆菌中，(p)ppGpp 由合成酶 RelA 产生，该合成酶在缺乏氨基酸和热休克时被激活，或由双功能合成酶 / 水解酶 SpoT 在碳、氮、铁、磷和脂肪酸匮乏时产生。在严格响应期间，(p)ppGpp 的积累已被证明可以上调或激活 TA 系统。例如，大肠杆菌的异亮氨酸匮乏会增加 (p)ppGpp 水平，最终导致许多 II 型 TA 系统反应活性的提高，如 MazEF、HicAB、RelBE 和 MqsRA，以及 I 型毒素 HokB。

DNA 损伤由许多因素引起，包括氧化应激、紫外线照射和药物，通常会开启菌体 SOS 响应的生物学活性。SOS 响应不仅激活 DNA 修复机制，还上调了包含毒素 - 抗毒素系统（如 *tisAB*/*istr1*、*symER*、*hokE*/*sokE* 和 *yafN*/*yafO*）的 Lex 基因盒活性。例如，29 个氨基酸疏水短肽 TisB 是一种 I 型毒素，它结合到细菌细胞膜上并破坏质子转移活性，导致细胞内 ATP 水平下降和多重药耐受表型形成。

在研究细菌遗传性与表型性之间的内在联系时，突变体文库及筛选实验可以鉴定一种基因在持留菌表型形成中的遗传效应。然而，TA 系统的冗余性会干扰与目标基因相似生物学特征的冗余相关基因实验的结果。为了解决上述存在的问题，研究人员找到了一种有效的替代方法，即通过建立过表达文库与筛选功能获得性生物表型来研究特定 TA 系统在诱导菌体产生持留性中发挥的作用。这种方法的优点是能够筛选出对持留性影响较弱的 TA 系统。其缺点也是很明显的，即诱导持留菌大量表达膜蛋白等毒性蛋白并大量积累在菌体内。这种情况就会导致菌体生长停滞并具有很强的抗生素耐受性。为了克服这样的缺点，人们利用含有细菌自身启动子的低拷贝质粒及致死剂量的氨苄西林来构建过表达文库。通过多轮抗生素筛选，将比野生菌生长缓慢的持留菌筛选出来。一个成功案例就是在一株高水平耐受氨苄西林的持留菌中鉴定出参与甘油代谢的 glpD 基因。进一步对 glpD 基因功能鉴定后发现，其也参与了诱导持留菌对氧氟沙星的耐受能力。若敲除 glpD 基因，大肠杆菌明显降低了在生长停滞期对环丙沙星的耐受力。这些结果均反映出持留菌具有多重耐药性。

Keio 富集法是一种广泛用于筛选与细菌持留性相关基因的实验技术。以大肠杆菌为例，有序删除菌体内 3985 种非必要编码基因所获得的消减文库能够满足筛选与持留菌形成相关功能性基因的需求。以 96 孔板为高通量筛选载具，通过致死剂量的氧氟沙星来处理消减文库中的不同单菌落，最终筛选出数百种处于生长停滞期的持留菌突变株。而导致这些持留菌突变株形成的编码基因多数都是直接与群体性调节因子相关的基因，因此这些基因对持留菌生长速率具有很强的调控作用。例如，群体性调节因子 RelA 和 Rpos 在铜绿假单胞菌的持留性形成过程中发挥重要的调节作用。虽然很多与持留菌形成相关基因被陆续发现，但目前没有一株完全通过消减文库将全部相关基因进行鉴定的突变菌株被报道。为了提升参与持留菌形成相关基因的筛选效率，高通量测序技术得到了广泛的应用与发展。

## 三、生物被膜形成的分子机制

自然界中，高达 90% 的微生物在应对外界压力的过程中可形成生物被膜。生物被膜是微生物在繁殖过程中由自身产生以多糖为主的多聚物进行包裹，并且附着在浸有液体的非生物或生物表面的膜性生物结构。大多数抗生素可以穿透生物被膜来清除细菌，但生物被膜能够完全保护细胞不受免疫因子的攻击（图2-1）。以细菌被生物被膜保护导致顽固性感染为例。当细菌在生物被膜的保护下，大部分细菌会被抗生素杀灭，但持留菌可以耐受抗生素而存活下来。宿主免疫系统虽然可以有效清除体内游离的持留菌，但无法穿透生物被膜来消灭剩余的持留菌。一旦抗生素在体内水平降低或者消失，持留菌会重新构筑生物被膜，最终持留菌与生物被膜混合物提升了慢性感染的概率。这给临床治疗造成了极大的困难。这促使大量研究聚焦到生物被膜的性质、产生机制及有效破坏其结构等方面。与游离的微生物相比，生物被膜形态的细菌根据生存状态和代谢类型而表现出不同的生物表型，明显提高了对抗生素的耐受性及宿主免疫因子的抗性。研究发现，生物被膜内的菌体可以开展类似多细胞生物体内细胞分化的生物化学活动。这给混合感染的菌群之间提供了单菌感染无法实现的生存环境和生物学功能。除了对抗生素和免疫因子的超强耐受性，生物被膜庇护下的菌群比游离状态的菌体对杀菌剂和有毒金属离子也具有抵抗能力。

（一）持留菌对生物被膜多重耐药性的影响

与游离态菌体对抗生素的耐受性相比，存在于生物被膜中的持留菌对抗生素的耐受力高出10～100倍。将致死性杀菌剂能力继续提高，即使绝大多数病原微生物在生物被膜中被杀死，但是持留菌通过休眠继续存活。当停止用药或者用药间隔期过长导致药物浓度降低后，生物被膜中的休眠持留菌就再次恢复增殖，产生出新的致病菌后再次形成生物被膜对机体造成继发感染。鉴于胞外多糖（如Pel、Psl、N-乙酰氨基葡萄糖、褐藻胶及纤维素）是生物被膜重要组成成分，针对生物被膜中不

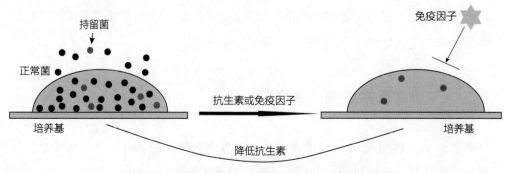

▲ 图2-1　生物被膜可保护持留菌免受宿主免疫因子的攻击

同胞外多糖的水解酶位点分析会成为有效破坏生物被膜物理结构行之有效的策略。例如，糖苷水解酶 PelAh 和 PslGh 能够降解胞外多糖 Pel 和 Psl，最终将铜绿假单胞菌成熟的生物被膜瓦解。DspB 可以有效水解伤口处大肠杆菌和金黄色葡萄球菌生物被膜中的 N–乙酰氨基葡萄糖，进而降低由于生物被膜导致伤口愈合迟缓等临床问题。

（二）持留菌对生物被膜多金属耐受性的影响

很多杀菌剂的主要成分就是活性阴阳离子。持留菌最大的特点就是遇到逆境就处于休眠，逆境缓解就开始复苏增殖。人们分析了铜绿假单胞菌对不同离子强度溶液的耐受性。在高浓度 $Cu^{2+}$、$Zn^{2+}$ 和 $Pb^{2+}$ 的环境中，铜绿假单胞菌在形成生物被膜后比其游离状态下的菌体在抵抗高强度离子的能力高 2～600 倍。随后，研究人员扩大了检测菌体对不同金属离子的范围，将铜绿假单胞菌分别置于 $Pb^{2+}$、$Cu^{2+}$、$Ni^{2+}$、$Al^{3+}$、$Zn^{2+}$ 和 $Co^{2+}$ 的金属阳离子环境中 2～4h。研究结果表明，生物被膜中菌体对金属离子的耐受力提升了 2～25 倍。同理，生物被膜中的病原微生物比游离形态的在针对酸根基团（如 $CrO_4^{2-}$、$AsO_4^{3-}$、$AsO_2^-$、$SeO_3^{2-}$、$TeO_4^{2-}$、$TeO_3^{2-}$）的耐受力明显要强。

（三）毒素–抗毒素系统在生物被膜形成中的作用

生物被膜与 TA 系统一个共同特点就是广泛存在于不同微生物中。两者并不是独立存在的，而是有着千丝万缕的联系。在生长环境处于营养缺陷时，枯草芽孢杆菌的 I 型 TA 系统中的毒素 *txpA* 基因缺失将导致菌体的非正常聚集和破坏生物被膜的对称性。金黄色葡萄球菌的 SarA 可以通过抑制生物被膜形成相关基因 *ica* 操纵子和 *capA1* 的表达，同时也能够作为 I 型 TA 系统中抗毒素分子来抑毒素蛋白 SprG2 的活性。MqsRA 是首个发现与生物被膜形成直接相关的 II 型 TA 系统。氧化应激效应介导 Lon 蛋白酶对 MqsA 蛋白的降解，这样可以促使生物被膜的形成。此外，致病性大肠杆菌中 *CcdAB* 和 *HipAB* 的保守性非常强，抑制 *CcdAB* 和 *HipAB* 的蛋白表达水平可明显降低菌体生物被膜形成的活力。铜绿假单胞菌 TA 系统 HigBA 中 *higA* 基因缺失或 *higB* 基因过表达都会降低菌体生物被膜形成的能力。在金黄色葡萄球菌 II 型 TA 系统中，*mazF* 毒素基因过表达会抑制菌体生物被膜的形成能力，反之，*mazF* 毒素基因缺失导致菌体生物被膜形成能力升高的同时降低了生物被膜对抗生素的抗性。这种特征对于急性感染转变为慢性感染非常重要。大肠杆菌 K-12 菌株的Ⅳ型抗毒素基因 *cbeA*、*yafW* 和 *yfjZ* 分别缺失或者同时缺失均能提升菌体在生物被膜形成早期的相关活性，但是若将Ⅳ型抗毒素基因 *cbtA*、*ykfI* 及 *ypjF* 分别缺失或者同时缺失均不会对生物被膜形成产生明显的影响。Ⅶ型 TA 系统 *hha-tomB* 中的 Hha 毒素分子是一个溶血素表达调节蛋白，可以通过降低菌体之间的聚集性来削弱生物被膜的形成能力。而抗毒素分子 TomB 是一个毒素过表达调控因子，能够在氧气存在的条件下使 Hha 毒素蛋白失活，最终促进菌体的聚集和生物被膜的形成。

## 四、细菌"社区"网络的形成

随着高通量筛选技术和持留菌培养技术在临床感染中的应用，人们发现多数感染是多种病原微生物"拉帮结派"导致的。其可能的机制为，不同病原菌通过直接接触或者生化代谢物质传递，产生诱导毒力因子表达的协同作用、与原住菌群开展生存竞争、干扰宿主免疫系统的免疫清除活动。以伤口感染为例，常见的金黄色葡萄球菌、铜绿假单胞菌和肠球菌通常彼此之间通过发生肽聚糖感应来促使生物被膜形成，影响宿主免疫系统对伤口病原微生物的清除，提高了抗生素耐药性并延缓伤口愈合。另外，细菌"社区"并非总是扮演着反派角色。存在于肠道中的大量益生菌群就能提升免疫系统活力、增强肠上皮细胞的致密性、与病原微生物开展生存竞争，从而延缓病原微生物的定殖。人们将属于益生菌的大肠杆菌 Nissle 1917（EcN）所分泌的小菌素作用于其他致病性大肠杆菌后，发现致病性大肠杆菌的增殖活性明显被抑制了。将健康个体粪便样品植入实验小鼠，发现粪便中芽孢杆菌产生的芬芥素脂肽可有效阻断金黄色葡萄球菌与其他致病菌的群体感应效应，最终通过增殖性竞争将金黄色葡萄球菌从肠道中清除。这些细菌群之间共同互作所引发的一系列生物学效应激发了人们对相关分子机制研究的热情。

### （一）化学信号交流

在细菌"社群"中，单个菌体可以通过产生多种小分子化合物，并且以不同信号传导和小分子信号获取模式与周围菌体互作。这些信号分子主要包括扩散性信号分子家族（diffusible signal factor，DSF）成员、自诱导分子 –2（autoinducer-1，AI-

2）、吲哚分子及其他小分子化合物。

DSF 是革兰阴性菌的一种群体感应信号分子。其结构为顺式 –11– 甲基十二碳烯酸，介导的信号转导有助于生物被膜形成、细菌游走能力与毒力提升。人们将嗜麦芽寡养单胞菌与铜绿假单胞菌混合培养后，嗜麦芽寡养单胞菌分泌的 DSF 能够诱导铜绿假单胞菌生物形态变为丝状。铜绿假单胞菌主要利用一种传感器激酶 PA1396 来感知 DSF 的存在。将 PA1396 敲除后，蛋白质组学分析发现突变菌许多毒力或胁迫耐受性相关蛋白的表达水平提升，并且影响了突变菌生物被膜形成的能力及对多黏菌素的耐受性。

AI-2 不是单一的蛋白，它是由 4,5– 二羟基 –2,3– 戊二酮（4,5-dihydroxy-2,3-pentanedione，DPD）自发环化的一类衍生化合物。DPD 的形成则是由一种广泛存在于不同细菌中的 LuxS 酶合成而来，并且通过自发重排机制来形成不同类型的 DPD 衍生物。DPD 的自发重排机制能够在满足特定类型细菌对其特异性识别的同时转化成其他类型细菌可以特异性识别的新衍生物，最终实现混合感染中不同细菌之间利用 AI-2 类分子来实现相互之间的"交流"，以及协调控制生物被膜及毒力因子的产生。从囊性纤维化患者痰液中分离出的无毒力金黄色葡萄球菌和链球菌与铜绿假单胞菌混合后接种于大鼠的肺部，两种无毒力的球菌可以增强铜绿假单胞菌对肺组织的损伤作用。其机制是，无毒力的金黄色葡萄球菌与链球菌能够合成 AI-2，AI-2 可以激活混合感染物中的铜绿假单胞菌毒力因子的转录，导致铜绿假单胞菌对宿主脏器的损伤。这一实验说明，菌种之间 AI-2 信号传递对产生囊性纤维化肺的发展起到了重要作用。

在细菌的混合感染中，吲哚分子由于其生物学功能的多样性而受到研究人员的重视。自然界中，超过 80 种革兰阳性 / 阴性菌，包括芽孢杆菌、致病性大肠杆菌、屎肠球菌、粪肠球菌和志贺菌，均能够产生吲哚来提高不同病原菌混合感染的能力。其作用机制与 AI-2 介导的混合感染类似，即低毒力或者无毒力菌株产生的吲哚可以促进高毒力菌株中毒力因子的转录活力。除了上述这些重要的化合物，菌体发酵产生的琥珀酸、过氧化氢、α 毒素及肽聚糖也在菌种间互作过程中发挥着重要作用。例如，链球菌糖类发酵过程产生的过氧化氢可以刺激一种氧化应激反应调节因子诱导补体抗性基因的转录，提升了混合细菌对血清补体介导的免疫杀伤的耐受性。与之相反，表皮葡萄球菌通过厌氧发酵甘油合成琥珀酸后，将外界环境的 pH 降低，导致与其混合感染的痤疮丙酸杆菌无法正常生长。

（二）物理相互作用

除了细菌通过繁殖和代谢产生的不同化学物质来进行信息交流，菌与菌之间的物理性接触在生物被膜及混合菌群对抗生素耐受方面同样发挥着作用。这些物理性接触包括细菌鞭毛、菌毛等黏附素结构与其他细菌表面特异性受体结合产生的。研究人员以流感嗜血杆菌和肺炎链球菌为研究对象，分别单独培养以及混合培养，发现流感嗜血杆菌仅在共培养的条件下才会产生Ⅳ型菌毛。临床上，囊性纤维化患者通常会经受铜绿假单胞菌与金黄色葡萄球菌的共感染。金黄色葡萄球菌可通过分泌 ASpA 蛋白与Ⅳ型菌毛或胞外脂多糖 Psl 结合，从而抑制铜绿假单胞菌产生生物被膜，以及中性粒细胞对病原菌的吞噬能力。另外，人们将肠道原住菌弗氏柠檬酸杆菌与肠聚集性大肠杆菌混合感染宿主细胞后，发现两者对靶细胞的黏附能力显著提升。进一步分析发现，大肠杆菌仅能在肠道菌弗氏柠檬酸杆菌存在的前提下，由 traA 基因表达 F 菌毛，并表现出聚集性的生物表型。当利用抑制剂将 F 菌毛的合成抑制，混合培养物无法有效产生生物被膜。

除菌毛和鞭毛外，Ⅵ型分泌系统（type Ⅵ secretion system，T6SS）可以参与革兰阴性菌之间的互动活动。例如，为了破坏原住菌在宿主体内建立起来的定殖屏障，T6SS 可以直接将毒素注入原住菌的体内，从而创建能够更有利于自身菌体繁殖的环境。T6SS 在为自身菌体拓展了生存空间后，还可以通过此种机制抵御其他病原微生物混合感染过程中带来的繁殖性竞争压力，进一步提升自身菌体的生存能力。

# 第3章 持留菌生物表型的鉴定

## 一、Ⅰ型/Ⅱ型持留菌生物表型的鉴定

持留菌是一类高度耐受抗生素杀菌作用的休眠菌。如果细菌在高浓度抗生素环境下仍然能够正常增殖，这类细菌成为抗药菌。细菌的持留性是一种生物表型，是原始留存在细菌群落中具有持留性的细菌克隆而来的。在高浓度抗生素环境下处于休眠状态，这是持留菌能够生存的关键所在。当抗生素浓度降低或者治疗结束后，休眠的持留菌复苏并且开始增殖。从生物表型上对比，持留菌与抗药菌有明显的差异。持留菌的休眠表型并非生命过程中代谢活性的缺失，而是最大程度上降低菌体内部的生命活动的程度，其中包括细菌壁与菌体蛋白合成、基因组复制及转录的停滞。这极大地削弱了针对细菌壁、体蛋白或者核酸链等靶点进行攻击的抗生素的抗菌效果。随着对持留菌生物表型的深入研究，所有休眠的持留菌并非代谢活动均停滞，也有一些异己分子的存在。例如，分枝杆菌的持留菌的排外泵在休眠阶段也处于活跃状态，能够通过随机脉冲性地将异烟肼外排；大肠杆菌持留菌能够出现对数期生长现象，并且增殖的持留菌对氟喹诺酮类抗生素表现出很强的耐受性。然而，持留性大肠杆菌在对数生长期的阶段却对破坏菌体蛋白合成的氨基糖苷类抗生素非常敏感。上述事例说明，持留菌的休眠表型是主流，但特定阶段也会出现持留状态菌体的增殖现象。持留菌菌株之间的表型异质性是一种复杂的遗传生物学特性，无法在某个时间点分析单个细菌时检测到。它需要与群体中的多个其他细菌进行比较，或者至少需要对单个细菌进行多次观察。在细菌生长分析和滞后期鉴定方面，研究人员建立了一种新方法，用于监测大量细菌菌落和滞后时间的大肠杆菌，称为 ScanLag 方法。ScanLag 在琼脂平板上生成滞后时间和菌落生长时间的二维分布（这一实验方法将在本书中进行相关实验操作部分介绍）。自动琼脂平板成像及单细胞显微镜观察揭示，小菌落是细菌滞后期延长的结果，并且可以与观测菌株中增加的持留性联系起来。因此，这些

小菌落反映了持留菌的亚群体，并可能作为临床实验室中细菌持留性的评测参考数据。

有学者指出，一些细菌转移到新鲜培养基中就会出现持留性表型。经过长期对持留菌生理状态的观察，持留菌可划分为两种类型，即Ⅰ型持留（在生长静止期处于休眠状态）和Ⅱ型持留菌（置于新培养环境下并转变为可增殖的生理状态）。例如，将抗生素加入菌体培养物的时间处于迟缓期或者对数生长期的早期时，Ⅰ型持留菌形成的概率极大。鉴于Ⅰ型持留菌是休眠型菌体，主要产生于菌体生长的稳定期而非对数生长期，与外界压力因素极相关，因此Ⅰ型持留菌的数量与培养基中的处于稳定期菌群数量正相关。与Ⅰ型持留菌形成因素不同，Ⅱ型持留菌的形成无须外界压力的刺激，直接进行生理状态的转换，使菌体重新开始有限度地增殖。Ⅱ型持留菌增殖速率与正常菌体的较慢，因此其菌体数量也受到原始培养物中菌体总量的影响。在Ⅱ型持留菌增殖的过程中，像(p)ppGpp合成活性改变等功能性应激反应回路相关机制发挥了很重要的作用。在分离持留菌实验技术的发展中，人们根据持留菌的生理特点来优化培养条件，包括改变培养温度、营养缺陷或者抗生素加压等途径，以此来诱导正常菌体转变为持留菌。

## 二、持留菌分离及鉴定的实验操作

（一）原理与背景

持留菌的量少、易休眠及无遗传性的特点让很多研究人员对于有效分离持留菌进行后续实验研究望而却步。目前，主流策略是，不同生长速率的细菌可以利用不同荧光报告分子基团进行标记，然后根据荧光报告基团在目标菌中的信号强弱来分析细菌的生理活性。此外，标记荧光集团的菌体在整个菌群培养物中的稀释度来反映出菌体的分裂率。利用微流控技术，分裂的细菌与明显休眠的细菌在显微镜下一目了然。如果实验室不具备微流控技术，可以通过流式细胞术对目的菌群进行分选。流式细胞术分选技术的优势是可以从相似度极高的菌体培养物中把不同生理状态的菌群分选出来，尤其是区分那些生长缓慢甚至休眠的菌群与正常菌群。

对持留菌有效的筛选分离不能脱离持留菌体内大分子物质的高效鉴别来独立

看待，但是目前有效标记或者利用持留菌大分子物质作为筛选标靶还未被广泛推广。人们常用的方法还是利用抗生素消灭菌群中的大量菌体细胞或者有序更换培养基来清除菌群内大量非持留性菌体物。这样会通常导致所富集的菌体数量远远大于持留菌的数量，并且无法再次转变为增殖菌，始终保持休眠状态。这样的结果给人们带来了新难题，即利用筛选法分离的菌体数量远高于持留菌的数量；筛选过程中细菌的生理状态由于在高压环境下会发生改变（容易转变为休眠菌）。除了菌体类型等因素，细菌持留性的形成还依赖于生长介质、培养温度、通氧量、菌体培养物的稀释程度和菌体的来源等。甚至一些细微的实验操作的差异，如培养菌的体积、培养容器的形状、摆放试管的角度和摇床转子的回旋半径都会影响持留菌的生理状态。这就需要实验操作人员在相关实验操作过程中，注意操作步骤的标准化和精细化。

（二）实验试剂

LB 培养基、LB 琼脂平板培养基、磷酸盐缓冲液、氨苄西林（100mg/ml）、环丙沙星（5mg/ml）、诺氟沙星（5mg/ml）、加替沙星（5mg/ml）、氧氟沙星（5mg/ml）、二甲基亚砜（dimethyl sulfoxide，DMSO）。

（三）实验器材

恒温培养箱、恒温摇床、分光光度计、离心机、96 孔培养板和无菌 EP 管。

（四）实验操作步骤（以大肠杆菌为例）

1. **大肠杆菌 DMSO 储存物的制备** 将 DMSO 菌体储存液过夜培养，并且在 LB 培养平板上进行菌体划线培养。从 LB 平板中挑取新鲜菌落加入 3ml LB 液体培养基中，37℃过夜震荡培养。将过夜培养物 100 倍稀释到 LB 液体培养基中，37℃振荡培养。利用分光光度计（吸收波长为 600nm）对培养物的 $OD_{600}$ 数值进行检测。当菌体培养液的 $OD_{600}$ 数值为 0.6 时，加入终浓度为 8%（v/v）的 DMSO。得到的大肠杆菌 DMSO 储存物按照 100μl 进行分装保存，在 –80℃长期冻存（可有效冻存 3 个月）。

2. **过夜菌体培养物的制备** 将 3ml LB 液体培养基利用除菌滤器过滤，并移至无菌 EP 管中。溶解 DMSO 菌体储存物，利用 50μl DMSO 储存培养液作为培养的初始培养液。要避免操作过程中对 DMSO 储存液的反复冻融或者重复性使用。将培养摇床的转速调至 220r/min，37℃条件下培养 16h。

**3. 抗生素对培养物的处理操作**

(1) 首先将除菌滤器过滤的 20ml LB 液体培养基转入 100ml 无菌锥形瓶中。将过夜培养物进行 1000 倍稀释。从稀释的培养物中吸取 20μl。在 37℃条件下，利用转速为 220r/min 的恒温摇床进行 3h 培养。而后，取出 100μl 培养物，进行菌体计数。在培养基中加入抗生素进行加压筛选。将上述抗生素储存液 20μl 加入 100μl 菌体培养物中。在 37℃条件下，利用转速为 220r/min 的摇床进行培养。

(2) 利用 LB 液体培养基对菌体培养物进行连续稀释。连续稀释的细菌培养物建议利用 96 孔板进行有限稀释。具体操作为：① 100μl 培养物转移到 96 孔板的 A 列；②利用 95μl 新鲜 LB 液体培养基对其他列的微孔进行补液；③利用排枪将存放在 A 列孔中的 5μl 菌体培养物转移到 B 列孔中；④以此类推，将 B 列孔中的 5μl 混合物转移到下一列中。用过的枪尖要浸没于漂白剂中并反复吸取漂白剂进入枪尖，最后枪尖要浸没于酒精并燃烧处理。

(3) 当实验人员利用一些阻断细菌壁形成的抗生素来处理菌体培养物时，应该在加入抗生素后 1h、2h、3h、4h、5h 取出 100μl 培养物，按照连续稀释的实验操作处理目标培养物。在 37℃条件下培养 24h，而后菌落计数。若实验人员利用氟喹诺酮类抗生素来处理所培养的菌体培养物时，在加入相应抗生素（如加替沙星、氧氟沙星、环丙沙星和诺氟沙星）后的 1h、2h、3h、4h、5h 取出 100μl 培养物置于 1.5ml EP 管中。室温条件下 5000g 离心 5min 富集菌体。弃除上清液后，利用 1ml 新鲜 LB 液体培养基重悬离心物。为了将菌体培养物中残留的喹诺酮类药物剔除干净，再次离心富集。弃除上清液后，利用 1ml 磷酸盐缓冲液重悬离心产物，而后利用连续稀释法将菌体培养物分别交替地在无抗性 LB 固体平板和含有特定抗生素的 LB 琼脂平板上培养。

（五）提示与注意事项

1. 在配制任何实验用培养基的过程，要让粉剂培养基充分变为水合物。这就要求将粉剂培养基缓慢倒入去离子水表面，此过程不能使粉剂培养基结块。

2. 在针对营养丰富培养基的除菌时，由于高压灭菌很可能将营养成分破坏，因此能利用过滤除菌的培养基可以选择过滤除菌。

3.细菌持留性表型水平变化对培养条件要求精确，包括pH、培养时间和通氧量等。

## 三、ScanLag实验法对Ⅰ型／Ⅱ型持留菌的定量测定

（一）原理与背景

人们对持留菌的总体认识是群体小、临时性休眠且具有特定生理表型的菌群。目前主流观点将持留菌分为Ⅰ型持留表型和Ⅱ型持留表型。这两种表型最大的区别在于，Ⅰ型持留菌形成是为了应对外界环境中突然施加的选择压力，例如，营养限制导致菌体在恢复正常生长之前很长一段时间内处于滞后生长甚至休眠；Ⅱ型持留菌的产生则无须外界压力信号的刺激，菌体在正常生长状态下随机切换为生长滞后甚至休眠状态。此外，Ⅰ型持留菌在重新由生长滞后（或者休眠）状态转变为正常生长状态后是能够被抗生素杀灭的，但是Ⅱ型持留菌不受是否会重新进入正常生长期等因素而继续使菌体维持持留性的状态。

通过绘制双相杀菌曲线，人们能够有效分析出菌体培养物在抗生素环境下形成持留菌的水平。在检测Ⅰ型持留菌形成水平时，菌体培养物需要直接在能够诱导产生细菌持留性的单一抗生素溶液中进行稀释处理。在检测Ⅱ型持留菌形成水平时，菌体培养物一定要处于对数生长期的生理条件下才能开展相关实验。因此，开展持留菌形成相关实验之前，实验人员需要预先判断菌体培养物当前处于Ⅰ型还是Ⅱ型持留状态。本部分将着重介绍与生长速率相关的持留菌检测手段，并且说明如何通过测定菌体培养物中低生长速率菌体的数目来判定持留菌形成的水平。这里需要注意两个关键点：①如何有效分辨Ⅰ型和Ⅱ型的持留性；②如何确保测定菌群中低水平生长菌体数目的稳定性及可靠性。第一个注意的关键点可以通过监测在生长指数期持留菌形成水平及利用单一抗生素诱导出来生长停滞或者休眠的Ⅰ型持留菌来解决。对于解决第二个关键点，本部分内容将介绍一种ScanLag技术。ScanLag技术的优点在于能够以高通量的方式定量计算单一菌种在生长滞后期所产生的菌体数量。ScanLag技术就是类似办公用扫描仪对菌群固体培养平板上的单菌落实现可视化分析，并利用自动成像分析软件来对形成的克隆单菌落的相关数据进行提取。当菌体培养物在富含营养的琼脂糖凝胶表面生长时，菌群中的新克隆菌能够在数小时形成（如大肠杆菌克隆株可在9h形成）。

（二）实验试剂

LB 琼脂固体培养基（10g 胰蛋白胨、5g 酵母提取物、5g 氯化钠和 15g 琼脂溶于 1L 蒸馏水混合均匀且高压灭菌）和 LB 液体培养基（10g 胰蛋白胨、5g 酵母提取物和 5g 氯化钠溶于 1L 蒸馏水混合均匀且高压灭菌）。

（三）实验器材

平板扫描仪（分辨率 4800dpi×9600dpi，颜色位深度 48bit，光学分辨率 4800dpi）推荐使用 Epson Perfection V37 平板式扫描仪。定制可固定在平板扫描仪上的 6 个孔洞的白色透明培养板，用于细菌培养基的填充。准备一块能够有效遮蔽培养板的无菌黑色毛毡布（为扫描仪提供与菌体克隆颜色巨大反差的背景，以及防止培养皿盖子冷凝出水滴干扰后续的菌落计数）。

（四）实验操作步骤

**1. 菌体培养**

(1) 首先利用 LB 液态培养基接种菌体培养物，37℃条件下，摇床以 300r/min 的转速进行培养。在此过程中，由于持留菌形成对培养条件的精确性要求很高，因此培养过程中的通氧量和 pH 等参数必须根据实验目的进行优化确定。当菌体培养物的生理状态进入生长静止期，利用新鲜 LB 液体培养基对菌体培养物进行 1∶1000 倍稀释，并且在适当的培养条件下继续培养，并且对其 OD 值进行实时监控。利用数学模建，将实施采集的 OD 值与对应 PFU 数据建立矫正曲线，为 OD 值反应菌体 CFU 的数值提供计算依据。

(2) 将静止期菌体培养物与指数生长期的菌体培养物分别利用 LB 液体培养基稀释到大约 2000CFU/ml。而后，吸取 100μl 菌体培养物均匀涂布于 LB 琼脂培养板上，并且利用无菌黑色毡毛布将培养板的孔洞遮盖。将培养板置于平板扫描仪的卡槽中。最后，利用 ScanningManager 应用程序对目标 LB 琼脂培养基进行周期性扫描，获取单克隆菌形成过程的生理数据。

**2. 影像数据分析**　参照 ScanLag 实验操作手册针对分析影像的功能说明进行操作分析。利用 TLAllPlates 脚本程序来发现生长于 LB 琼脂培养基上的菌体克隆出现的时间，并且给每个被跟踪的克隆菌落进行标识。利用 AddHistograms 脚本程序生成菌体克隆出现时间的分布特征。

**3.持留菌生物表型的判定**　首先根据 ScanLag 收集的数据绘制出指数期生长的克隆菌与静止期克隆菌出现时间的分布图。若持留菌在总体克隆中所占比例很低，需要利用软件中提供的 1- 积累分布函数来进行相关计算。其算法的优点在于，处于生长滞后期的持留菌所形成的少量克隆菌也能实现可视化。根据绘制的图像，当指数生长期的菌落数呈现单峰，而静止期的菌落数表现出双峰，则可判定为Ⅰ型持留菌；当指数生长期和静止期的菌落数均呈现双峰现象，则可判定为Ⅱ型持留菌。

**4.分析持留菌形成的水平**　为了提高测定持留菌形成水平的准确性，大部分克隆菌形成的时间分布要符合正态分布的特征。在收集三次独立重复实验的数据后，计算出正态分布的平均值及标准误。

（五）提示与注意事项

1.黑色毡毛布能够给扫描仪在扫描菌体克隆数目的过程中提供反差很大的背景，并且能够降低培养皿盖子冷凝出水珠的概率，进一步为准确计数菌落数目提供保障。

2.当利用 Scanlag 配套软件对影像材料进行分析时，其他类型营养培养基的使用需要对 ScanLag 软件的相关参数进行矫正。

3.必须将菌体培养物均匀涂布于培养平板上，这有助于单菌落形成。

# 第4章　重要持留菌形成的分子机制与临床疾病

## 一、大肠杆菌持留性的分子机制

持留菌是一类对抗生素极度耐受且在菌体总群中占比很小的休眠菌。持留菌所引起的慢性疾病对于大多数临床治疗均具有抵抗力。而这其中重要的原因就是临床上治疗大肠杆菌感染病例过于频繁使用抗生素对加速大肠杆菌持留性形成的频次。很多情况下持留菌的形成都是与毒素 – 抗毒素模块的活化表达密切相关的。一般情况下，大肠杆菌的毒素 – 抗毒素模块在操纵子的作用下分别表达结构稳定的毒素蛋白分子（具有多种多样抑制菌体生物活性的功能），以及结构不稳定但能够阻遏毒素蛋白活性的抗毒素蛋白分子。目前毒素 – 抗毒素模块主要有三种生物学功能：①阻止大肠杆菌菌体分裂来防止相关毒素表达质粒丢失；②诱导大肠杆菌持留菌的形成来应对噬菌体侵染产生抗病毒作用；③促进大肠杆菌持留性的形成来抵抗外界过量的抗生素杀菌活性。上述毒素 – 抗毒素模块的三种活性功能的核心就是通过降解、裂解和化学修饰菌体内靶点蛋白来阻止菌体细胞正常的分裂增殖。而毒素蛋白分子大多数就是核酸内切酶或者核酸酶等具有降解菌体内 mRNA、tRNA 和 rRNA 等遗传物质的酶活蛋白分子。例如，Doc 激酶能够化学修饰 EF-Tu 蛋白分子使其磷酸化，从而抑制大肠杆菌菌体蛋白的翻译活性；HipA 蛋白分子通过化学修饰来磷酸化谷氨酰 tRNA 合成酶，促使大肠杆菌持留性的形成；FicT 蛋白分子通过其自身 AMP 转移酶的生物学功能来阻遏 DNA 解旋酶及 DNA 拓扑异构酶Ⅳ在菌体基因组复制过程中的正常活动，进而抑制大肠杆菌的增殖活性。

在众多大肠杆菌毒素 – 抗毒素系统中，研究最为热门毒素分子是Ⅱ型毒素分子 HipA。早在 20 世纪 80 年代，研究人员凭借分子遗传学的筛选技术，分离出了

很多 *HipA* 基因突变的大肠杆菌突变菌株，并且这些突变株的持留性形成能力增加了上千倍。其中，编号为 *hipA7* 的大肠杆菌突变菌株的持留性提升到了 $10^{-6} \sim 10^{-2}$ 的频次。对此突变株毒素 – 抗毒素系统的分析发现，*hip* 操纵子包含有 2 个独立基因（*hipB* 和 *hipA*），如图 4-1 所示，*hipB* 基因处于 *hipA* 基因的上游。*hipA* 基因能够表达结构稳定的毒素蛋白分子 HipA，而 *hipB* 基因能够表达一个结构不稳定的同源抗毒素蛋白分子 HipB。HipB 能够与 HipA 稳定集合，从而形成无毒性的 HipBA 蛋白复合物。此外，HipBA 和 HipB 均可以与 DNA 结合且压制 *hip* 操纵子的转录活性。

为了进一步明确 HipA 作为毒素蛋白在大肠杆菌持留性重要的触发因子的作用机制，研究人员利用蛋白晶体衍射技术分析了 HipA 的结构特点，发现 HipA 含有丝氨酸 / 苏氨酸激酶活性结构域，能够磷酸化修饰延伸因子 EF-TU 来抑制菌体蛋白的翻译活性。此外，在利用大肠杆菌基因组文库进行相关功能基因筛选的过程中，研究人员还发现 HipA 特异性靶点蛋白是谷氨酰 tRNA 合成酶，并且通过磷酸化修饰谷氨酰 tRNA 合成酶的第 239 位丝氨酸来抑制氨酰化反应，导致菌体内产生大量无电荷极性的 tRNAGlu。这一结果将促使大肠杆菌产生急性应激反应，使菌体进入休眠期而引发持留性的产生（图 4-2）。

上述 *hipA* 和 *hipB* 基因构成的 hip 操纵子是典型的毒素 – 抗毒素系统，并且与很多其他毒素 – 抗毒素系统在基因构架及生化活性方面具有很高的相似度，可供研究其他毒素 – 抗毒素系统的相关生物活性参考借鉴。除 hipBA 系统外，RelBE 和 MazEF 等均存在于大肠杆菌染色体中。这些毒素 – 抗毒素系统的异质性也为大肠杆

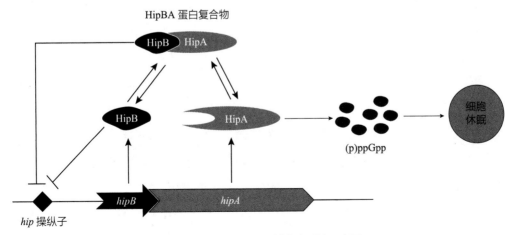

▲ 图 4-1　Ⅱ型毒素 – 抗毒素系统示意图

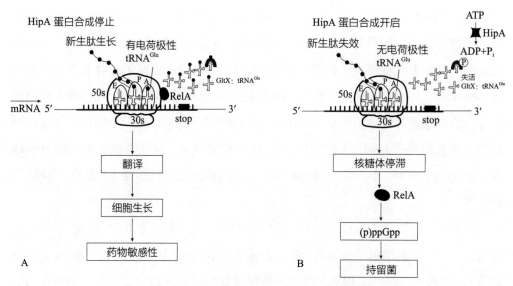

▲ 图 4-2　HipA 蛋白合成停止 / 开启的生物学效应

A. 当 HipA 蛋白合成停止时，细菌体内蛋白质翻译活跃并且菌体增殖活性提升，对药物敏感；B. 当 HipA 蛋白合成开启时，细菌体内翻译活性降低，在 RelA 蛋白介导下预警分子 (p)ppGpp 大量产生，细菌形成持留菌

菌持留性的形成增加了概率。然而，不同毒素 – 抗毒素系统针对的蛋白分子靶点具有很大的差异性。在 (p)ppGpp 介导非毒素基因 phoU 表达相关蛋白产物后，活化的 MazF 和 RelE 系统是针对 mRNA 进行降解反应。而 HipA 作为毒素蛋白只能够针对大肠杆菌的转录与翻译系统展开毒性抑制作用。

毒素 – 抗毒素模块的活化并非是诱导大肠杆菌持留性形成的唯一途径。一类信号素分子 (p)ppGpp 广泛存在于原核生物体内。(p)ppGpp 主要功能包括应对外界压力（如对抗生素产生抗性）、生物被膜形成及毒性基因调控表达。(p)ppGpp 能够通过重塑菌体内代谢活动的模式来使快速增殖转变成为低水平增殖甚至是菌体休眠。当大肠杆菌处于抗生素环境中，在转录调节因子 DksA 的参与下，(p)ppGpp 与 RNA 多聚酶特异性结合且调节 RNA 多聚酶的活性，促进参与菌体抵抗外界压力相关基因的高效表达。此外，在缺乏氨基酸的培养环境中，(p)ppGpp 分子的合成水平陡然提升。大肠杆菌对培养环境贫瘠的对抗策略就是依赖 (p)ppGpp 合成酶 I（RelA）的活化并与核糖体 A 位点结合而引入无极性的 tRNA。在这种情况下，(p)ppGpp 重新调节 RNA 多聚酶的活性来转录与氨基酸合成相关的基因，并且抑制与大规模菌体蛋白翻译相关的 rRNA、tRNA 和核糖体蛋白因子的合成活性，最终导致大肠杆菌进入休眠状态。

ATP 依赖性 Lon 蛋白酶在大肠杆菌持留性形成过程中发挥着重要作用。如果 *lon* 基因从大肠杆菌基因组中丢失，那么将会严重削弱大肠杆菌持留性的形成。当能够激活 Lon 蛋白酶活性来降解抗毒素的 ppGpp 随机累积发生时，毒素抑制菌体蛋白翻译，并且导致菌体进入休眠状态。菌体中的 16S rRNA 的启动子 rrnB P1 是大肠杆菌持留性形成的活性元件，可将由 ppGpp 调节控制的毒素蛋白作为效应分子进行启动转录和翻译。随着围绕启动子 rrnB P1 在大肠杆菌持留性形成机制的深入研究，研究人员发现 rrnB P1 的活化是需要 ppGpp 与 ATP 互作来实现的，即 ATP 在菌体内的含量降低可有效抑制菌体基因组复制、转录及翻译的活性促使菌体休眠。作为持留菌形成的核心，利用不同分析技术来鉴定与 ppGpp 分子互作的相关信号分子一直都是研究人员探究的热点领域。利用毛细管放射差相分析配基结合的相关技术来鉴定大肠杆菌中能与 ppGpp 分子互作的蛋白分子，研究人员发现四大类互作分子群，即：①参与嘌呤类核酸稳态的分子（如 YgdH）；②参与核糖体生物组装和翻译的分子（如 RsgA、Era、HflX 和 LepA）；③参与脱氢酶成熟的分子（如 HypB）；④参与 ppGpp 代谢活动的分子（如 MutT、NudG、TrmE、NadR、PhoA 和 OshA）。例如，在大肠杆菌处于"饥饿"状态的情况下，ppGpp 可以显著增高嘌呤合成的活性，并在菌体增殖速率的调控中发挥重要作用，从而提高菌体在营养缺乏条件下的生存能力。通过大肠杆菌启动子文库的高通量筛选及验证实验分析表明，抗生素刺激菌体细胞后，*waaG*、*guaA* 和 *guaB* 基因可上调表达，并且对大肠杆菌持留性形成具有重要意义。通过基因敲除实验发现，*waaG*、*guaA* 和 *guaB* 基因的缺失会导致突变菌对抗生素敏感性显著提升。蛋白酶 GuaA 和 GuaB 作用于 ppGpp 介导的上游信号通路，当 *guaA* 和 *guaB* 基因被敲除后会严重影响 ppGpp 在大肠杆菌持留性形成中的生物学活性。作为脂多糖葡萄糖转移酶的 WaaG 是形成菌体外膜的重要组分。当敲除 *waaG* 基因后，突变菌无法在菌体胞内外形成质子浓度差所需要的细胞质子移动力，最终导致菌体 ATP 分子合成困难。这对于大肠杆菌在静息期形成 I 型持留菌非常不利。

## 二、沙门菌持留性的分子机制

沙门菌病是重要的人兽共患性疾病，尤其是在食源性疾病中占有重要的位置。其致病原沙门菌引起的持续性感染现象非常普遍，例如，伤寒热患者康复后会有一定概率继续带菌生活，大型家畜的副伤寒及鸡白痢都能够导致宿主长期带菌和间歇性排菌。其中，沙门菌持留性的形成对于利用抗生素治疗相关疾病带来了极大的挑战。当抗生素对其菌群进行大规模杀灭时，少量沙门菌可转化为持留菌在多种宿主组织器官中继续存活，并且能够促进耐药质粒在菌体之间传播加深菌群对抗生素的耐药性。与大肠杆菌持留性形成分子机制类似之处在于毒素－抗毒素系统在沙门菌形成持留菌中占有重要的地位。

经过大量的实验性研究，数种导致沙门菌持留性形成的分子机制被阐明。这些持留性形成机制能够诱导沙门菌休眠，以及临时性产生对抗生素杀菌活性的耐受特性，进而确保沙门菌在面对环境压力（尤其是抗生素环境压力）的情况下顺利存活。若干种毒素－抗毒素系统可从基因组复制、基因转录及基因表达等方面来促进沙门菌在宿主体内的微环境中快速形成持留菌。这些毒素－抗毒素系统如何开启沙门菌耐药性的生物表型及调节菌体增殖动力学是研究的重点。在众多沙门菌亚型中，鼠伤寒沙门菌在形成持留菌相关分子机制方面研究的最为深入。

鼠伤寒沙门菌是一种非伤寒沙门菌（*non-typhoidal Salmonella*，NTS）。其感染宿主谱广且导致的临床症状繁多。非伤寒沙门菌通常是食源性病原微生物。当人感染了鼠伤寒沙门菌时，通常表现为自限性急性肠炎并很少出现全身性感染症状。在沙门菌众多致病机制中，最显著的特征就是能够侵袭肠外组织。宿主免疫系统很难抑制其在细胞内的增殖，由此造成病原菌能够长期寄居在宿主体内而没有明显临床症状。在病原菌持续性感染期间，寄居在组织细胞内的菌体一旦恢复增殖就可以造成急性临床感染症状。

与之相反，当小鼠感染了鼠伤寒沙门菌后，其临床症状可以出现人感染伤寒沙门菌所呈现的伤寒类症状。这一特点也为研究人员利用鼠伤寒沙门菌及小鼠感染模型来模拟研究伤寒沙门菌感染人体后的相关致病机制及生物学反应提供了良好的研究模型。鼠伤寒沙门菌通过侵入肠道派尔结上具有摄取外源物质的 M 细胞，实现病原菌进入宿主循环系统。菌体通过 SPI-1 表达Ⅲ型分泌系统效应因子来破坏 M 细胞将菌体释放出来。此时，致病菌可以侵染肠道深层组织并到达固有层而后转运到肠系膜淋巴结（mesenteric lymph node，MLN），最终可以定殖于肝脏、脾脏、胆囊和骨髓等组织器官中。当利用抗生素进行相关治疗后，这些组织定植的鼠伤寒沙门菌能够以一小部分持留菌继续存在。在对比常规菌与持留菌蛋白组分上的差异中，研究人员发现核糖体蛋白在快速增殖的沙门菌群中高度富集，然而持留性沙门菌中更多富集的是与营养限制反应相关的蛋白质。持留性沙门菌在胞内存在的过程中，虽然处于非增殖状态，但是菌体仍旧保持与 DNA 和蛋白质合成无关的低水平代谢活动。临床治疗中所使用的抗生素绝大多数是针对破坏重要菌体组分（如细胞壁中的肽聚糖，以及参与 DNA 合成的酶类物质）来杀灭病原菌，然而持留的临时性休眠状态使抗生素对其"束手无策"。这就造成临床延长用药时间或者加大用药剂量仍旧无法根除沙门菌持留菌，而残留下来的鼠伤寒沙门菌持留菌不仅造成治疗失败，还会重新定植于肠道组织造成急性感染症状。

当肠道内沙门菌形成持留菌后，其可作为耐药质粒的储存菌继续在组织中存在，并通过耐药质粒在菌体之间的传播来扩大小鼠肠道内耐药菌群的规模。除了抗药基因转移来实现获得性耐药性，长期且反复暴露于抗生素也会促使菌体遗传性状改变，最终导致菌体对抗生素的抗性。实验表明，持留菌周期性暴露于抗生素的环境中会加快细菌突变体在耐药性方面的生物表型的形成。针对复发患者体内分离的鼠伤寒沙门菌不同突变菌的基因组分析表明，菌体中大多数基因突变均是和菌体毒力因子（如菌体迁移性、荚膜形成能力及生物被膜形成能力）相关的。

在鼠伤寒沙门菌众多的传染途径中，食源性感染是威胁人类社会的主要因素。在生活生产过程中，很多宿主（如猪、牛和禽类）均是沙门菌的环境储存宿主，并且贯穿整个食物链。以食品为载具，沙门菌形成的持留菌进入宿主体内会严重威胁其生命健康。因此，如何有效控制沙门菌在环境和食品等媒介中形成持留菌对于减少沙门菌持留菌对人类生命健康的威胁具有重要意义。持留菌形成的过程中，外界压力刺激引起的环境因素（碳源和氮源缺乏、pH 改变）、菌体代谢活动改变、DNA 损伤及分子信号通路 [ 如毒素 – 抗毒素系统、ATP 及 (p)ppGpp] 等发挥重要作用。

在沙门菌感染过程中，持留菌定植的组织器官的生理特性对于持留菌形成规模也是不可忽视的因素。鼠伤寒沙门菌侵袭肠道是需要通过黏附在肠上皮细胞表面，而后表达针状蛋白复合物将 TTSS-1 效应因子注入细胞。效应因子可以诱导细胞骨架重排，导致细胞膜皱缩及细胞信号通路改变。此时，菌体利用 SPI-2 表达的Ⅲ型分泌系统实现从肠道上皮细胞向肠道黏膜固有层的转移。此外，菌体在 TTSS-1 未表达的情况下也能通过 TSS-1 毒力因子的表达使菌体入侵小肠上皮组织，促进菌体对抗生素（如环丙沙星）的耐受及持续性感染的形成。由于沙门菌持留性表型的多样性，有些菌株在感染初期就有倾向展示出对抗生素耐受的持留性，并且这些持留性菌株定殖在特定组织后能够延长沙门菌的持续性感染期。一旦鼠伤寒沙门菌侵染肠道黏膜的固有层，病原菌就通过单核吞噬细胞的吞噬而转移至肠系膜淋巴结中，并且依靠淋巴循环在宿主体内扩散。目前，针对鼠伤寒沙门菌侵染固有层的途径有两种：①树突状细胞吞噬后进入固有层；②菌体被巨噬细胞或者 B 细胞捕获进入肠系膜淋巴结。在小鼠感染模型中，鼠伤寒沙门菌侵入肠系膜淋巴结后可形成持留菌，而后可在盲肠淋巴结、脾脏、肝脏和胆囊中定植。与肠系膜淋巴结中持留菌的含量相比，肝脏中持留菌的含量较多。

面对鼠伤寒沙门菌对机体的侵染，巨噬细胞能够对吞噬后的菌体通过多种方式进行清除，如液泡酸化、产生自由基、液泡 ATP 酶活性、溶酶体消化酶和抗菌肽。然而，鼠伤寒沙门菌可以在巨噬细胞的膜结合液泡中表达多种毒力因子，使其免于被宿主免疫系统清除。在菌体诱导巨噬细胞形成 SCV 的过程中，TTSS-1 效应因子参与 SCV 成熟前体的形成过程，而后由 TTSS-2 效应因子促进 SCV 的成熟及菌体在 SCV 中存活的相关活动。巨噬细胞中 SCV 酸化（pH 4.5）及营养贫瘠会对鼠伤寒沙门菌生理活动产生强大压力，可促使菌体持留性的形成，以及转入休眠状态（图 4–3）。

与大多数持留菌形成机制相似，毒素－抗毒素系统在沙门菌持留性形成过程中发挥着重要作用。在应对恶劣环境带来的极端压力，与 DNA 和蛋白质合成的代谢活动均被严格调控。面对外界极端压力，菌体通常采用以下几种模式来进行抗压反应，包括 DNA 损伤 SOS 反应及 (p)ppGpp 等信息素介导的抗压反应。这些抗压反应可以重新编排菌体繁殖及代谢活力，使菌体转入休眠状态形成持留菌。利用生物信息学分析鼠伤寒沙门菌基因组中毒素－抗毒素系统的种类及分布情况，发现了 27 个毒素－抗毒素系统，并且其中 4 个系统是存在于菌体质粒中。在这些毒素－抗毒素系统中，7 个是 Ⅰ 型，剩余的都是 Ⅱ 型。Ⅱ 型毒素－抗毒素系统在沙门菌持留性形成过程中发挥着重要作用。表 4–1 列举出了在沙门菌持留性形成过程中主要的毒素－抗毒素系统相关信息。

例如，*shpAB* 毒素－抗毒素系统操纵子就是利用转座子突变诱导技术鉴定出来的。此系统编码能够发挥 RNA 酶活性的 ShpA 毒素分子和 ShpB 抗毒素分子，并且 *shpAB* 调控是受到 Lon 蛋白酶介导而非依赖 (p)ppGpp 介导。*vapBC* 操纵子介导的毒素－抗毒素系统表达含有 PiN 结构域毒素分子和与其匹配的抗毒素分子。当氨基酸匮乏及氯霉素可诱导沙门菌通过异位表达 VapC 毒素分子来抑制菌体生长并进入生

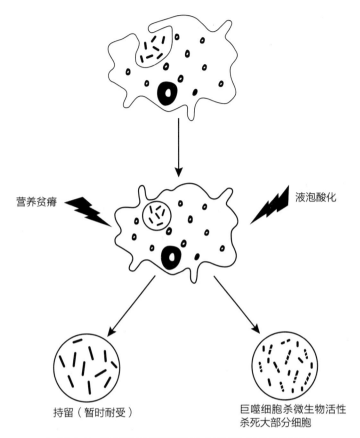

▲ 图 4-3　沙门菌在巨噬细胞形成的液泡中形成持留菌

液泡酸化及营养贫瘠给菌体造成巨大的环境压力，进而诱导菌体抗压力反应及毒素 – 抗毒素系统的生物学活性，最终菌体形成持留菌

表 4-1　沙门菌含有的主要毒素 – 抗毒素系统的信息

| 毒素 – 抗毒素系统 | 毒素活性 | 毒素分子类型 | 作用靶点 |
|---|---|---|---|
| ShpAB | 切割 mRNA | EeIE 样 RNA 酶 | mRNA |
| VapBC | 切割 tRNA 起始因子 | PIN 结构域 RNA 酶 | tRNA$^{fMet}$ |
| TacAT | 乙酰化氨酰 tRNA | GNAT | tRNA(gly) |
| TacAT2 | 乙酰化氨酰 tRNA | GNAT | tRNA |
| TacAT3 | 乙酰化氨酰 tRNA | GNAT | tRNA |

GNAT. GCN5 相关 N– 乙酰基转移酶

长静止期。利用基因敲除技术，将 *shpAB* 或 *vapBC* 毒素 – 抗毒素系统从沙门菌中去除后，沙门菌通过巨噬细胞吞噬而形成持留菌的能力显著下降。另外，从氨基酸序列同源性的角度来分析，TacT、TacT2 和 TacT3 对应的毒素 – 抗毒素系统均含有 N–

乙酰基转移酶超家族结构域，并且具有 GCN5 相关 N– 乙酰基转移酶的活性。上述操纵子能够在转录水平或者蛋白合成水平上对菌体生长进行调控。

Ⅱ 型毒素 – 抗毒素系统相关操纵子的表达通常是通过毒素与抗毒素协同互作实现对操纵子转录活性的调控。如图 4-4 所示，毒素与抗毒素之间的比例直接导致 Ⅱ 型毒素 – 抗毒素系统操纵子在转录和翻译水平上的变化。抗毒素 N 端 DNA 结合结构域对启动子的结合可导致下游基因转录受到不同程度的抑制。再者，毒素 – 抗毒素复合物形成后将加固抗毒素分子对启动子结合的强度，进一步抑制基因的转录。鼠伤寒沙门菌基因组中的 ShpAB 和 VapBC 操纵子均能够通过毒素与抗毒素分子比例的变化来自我调控相关基因的转录与表达，属于 Ⅱ 型毒素 – 抗毒素系统。

压力反应是调节毒素 – 抗毒素系统活性的关键因子，也是促使沙门菌形成持留菌的重要动力。与理化性质稳定的毒素分子相比，抗毒素分子的不稳定性会使位于毒素分子结合形成毒素 – 抗毒素复合物的游离抗毒素分子快速降解。与压力反应相关的菌体蛋白酶（如 Lon、ClpXP 和 ClpAP 等）能够降解抗毒素分子，继而导致毒素 – 抗毒素复合物形成的能力。大量游离的毒素分子可以对其靶点分子进行结合作用，造成菌体的毒素反应。信息素 (p)ppGpp 分子作为一种能够调节严苛反应的第二信使分子，其使处于外界不利环境下的沙门菌调节自身生命代谢活动，增强菌体在不利环境中的生存力。信息素 (p)ppGpp 分子通过多聚磷酸化的累积来降解抗毒

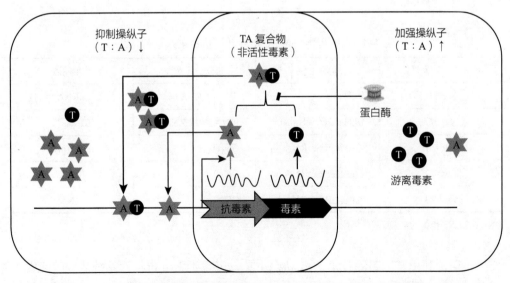

▲ 图 4-4　Ⅱ 型毒素 – 抗毒素系统通过毒素与抗毒素之间互作实现自我调控的分子机制

毒素分子（T）与抗毒素分子（A）的比例直接影响着操纵子的转录在抑制与启动之间切换。菌体蛋白酶将抗毒素分子降解后会阻止毒素 – 抗毒素（TA）复合物的形成

素分子，导致 Lon 蛋白酶的活化。RelA-SpoT 同系物家族蛋白在调节 (p)ppGpp 分子合成或降解过程中起到调控作用。巨噬细胞在促进沙门菌持留性形成的过程中发挥着重要作用。将沙门菌基因组中的 *relA* 和 *spoT* 或者 *lon* 基因敲除后，巨噬细胞对突变菌株形成持留菌的能力显著降低。然而，在实验室培养条件下，由于缺少巨噬细胞对沙门菌产生的不利生长环境，缺失 *lon* 基因的突变菌株并没有比野生菌株在持留菌形成能力方面产生明显的差距。这也进一步突显出外界环境压力对于开启沙门菌的压力反应的重要性。然而，沙门菌种类的多样性决定了毒素－抗毒素系统在持留菌形成中机制的复杂性。例如，ShpAB 毒素－抗毒素系统就不受信息素 (p)ppGpp 分子水平变化的影响，只有 Lon 蛋白酶降解抗毒素分子使毒素分子变为游离态来参与持留菌的形成过程。在众多已鉴定出来存在于沙门菌毒素－抗毒素系统的不同毒素分子中，毒素分子结构及理化特性决定着其作用靶点。如图 4-5 所示，利用放射性脉冲标记示踪技术，TacT 毒素－抗毒素系统的毒素分子对菌体 DNA 复制和转录无抑制作用，而对菌体蛋白的翻译具有强烈的抑制作用。通过蛋白质结构分析及体外翻译检测分析发现，TacT 的作用底物是极性氨酰 tRNA。与 TacT 作用机制相似，TacT2 和 TacT3 也表现出 tRNA 乙酰化的活性，但是 TacT3 的乙酰化活性更强。TacT、TacT2 和 TacT3 的毒素分子对底物作用的差异性表现在将乙酰辅酶转移到不同类群的氨酰 tRNA 分子上。除了可以乙酰化氨酰 tRNA，TacT 还能够将甘氨酰 tRNA 作为其作用底物来抑制菌体蛋白表达。VapBC 毒素－抗毒素系统的毒素分子 VapC 抑制菌体蛋白表达的机制是，VapC 通过裂解起始 tRNA 结构中的反密码子茎环来破坏翻译起始。翻译起始 tRNA 是形成菌体 30S 翻译起始复合物的重要蛋白因子。其能与翻译 IF2 互作结合来参与 IF1 和 IF3 在核糖体 P 位点的识别。另外，氨酰 tRNA 与 EF-Tu 延伸因子结合来识别核糖体 A 位点来参与蛋白翻译的延伸过程。据此推测具有对 tRNA 乙酰化的毒素分子阻止正常氨酰化 tRNA 与 EF-Tu 的结合能力，最终干扰多肽链的延伸。VapC 毒素分子可以通过抑制翻译起始 tRNA 与 IF2 蛋白因子的结合来阻止翻译起始复合物的形成，最终导致菌体中大多数蛋白无法合成。

总之，在鼠伤寒沙门菌形成持留菌的过程中，毒素－抗毒素系统、信息素 (p)ppGpp 与毒素－抗毒素系统发挥着重要作用，同时巨噬细胞液泡酸化对菌体施加的极端压力也是一个重要的诱发因素。其中，毒素－抗毒素系统通过抑制蛋白质生物合成来促使沙门菌从正常生长表型转变为休眠状态。随着实验技术的不断更新，仍然不断

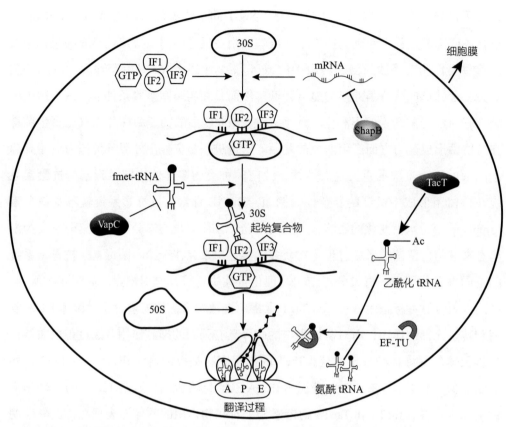

▲ 图 4-5　沙门菌毒素 – 抗毒素系统 ShapB、VapC 及 3 种 TacT 毒素分子分别作用 mRNA、翻译起始 tRNA 和氨酰 tRNA

有新的沙门菌持留性形成机制被发现，这些研究成果均有助于临床上对持留性沙门菌感染进行有效治疗提供新见解和新思路。

## 三、鲍曼不动杆菌持留性的分子机制

作为需氧性革兰阴性菌，鲍曼不动杆菌是一种医院源性的致病微生物，可引发呼吸道感染、泌尿系统感染败血症或继发性脑膜炎等临床症状。其中，呼吸机的使用所引发鲍曼不动杆菌对呼吸道和血液感染的死亡率可达到 35%。诸多耐药性的因素中，生物被膜的形成是鲍曼不动杆菌耐药性的重要因素，也是临床感染治疗失败的重要因素之一。在鲍曼不动杆菌持留性形成机制的研究领域中，生物被膜形成机制是研究的重点和难点。黏附于宿主组织器官或医疗设备等表面的鲍曼不动杆菌所形成的生物被膜主要是胞外多糖、蛋白基质和核酸类大分子物质的一种高度结构化的胞外聚合物（extracellular polymerc substance，EPS）。生物被膜形成通常是菌体受到环境压力刺激或者增殖活性受到抑制时发生的菌体持留性反应。参与生物被膜形成的机制目前主要包括菌体双组分系统、群体调控因子、群体感应系统（quorum sensing system，QS）、环化核苷酸、一氧化氮、吩噻嗪、短肽类物质。最近研究表明，群体感应系统在鲍曼不动杆菌中参与生物膜形成及调节菌体耐药基因表达来影响生物被膜对抗生素的耐受性。近年来，鲍曼不动杆菌持留性引发的耐药问题广泛受到关注，而了解其持留菌形成的分子机制对于有效控制持留菌导致临床感染治疗失败具有重要指导意义。

虽然大量的研究文章聚焦于鲍曼不动杆菌医院源性感染、高致死率及超强的多重耐药性，但是仍有大量与菌体致病性和耐药性相关的因素未得到很好的阐述。其中，生物被膜形成越来越被认为是鲍曼不动杆菌持续性感染的关键性因素。生物被膜形成过程包括菌体黏附、微菌落形成、未成熟生物被膜结构形成、成熟生物被膜形成、生物膜内细胞的释放等过程。鲍曼不动杆菌的 CsuA/BABCDE 菌毛引导性分子伴侣组装系统在菌体双组分系统 BfmS/BfmR、外膜蛋白 OmpA、葡萄球菌性生物被膜相关蛋白、自我诱导合成酶 AbaI、QS 及多聚 β-1, 6-N– 乙酰葡糖胺（poly-β-1,6-Nacetylglucosamine，PNAG）的调控下参与了生物被膜的形成。近期一项研究发现，与浮游型鲍曼不动杆菌相比，产生生物被膜的菌体呈现出聚集且固着的状态。其分子机制与氨基酸和脂肪酸代谢、菌体运动性、基因转座活性、DNA甲基化活性、铁离子的获取能力、转录调节活性和群体感应活性的改变有关。此外，鲍曼不动杆菌借助其纤毛介导的吸附能力来固着在上皮细胞上被认为对宿主侵染和定殖也十分重要。菌体所处温度及菌体周围环境中游离铁离子的浓度对于鲍曼不动杆菌在无机物表面形成生物被膜进行附着起到重要作用。实验表明，临床分离出来的鲍曼不动杆菌处于周围环境存在铁螯合剂时，菌株无论是对生物表面（如人呼吸上皮细胞）还是非生物表面的附着能力和生物被膜形成能力均明显降低。研究人员在对 ATCC 17978 菌株形成生物被膜的研究中发现，此菌株在无光条件下可正常形成生物被膜，但在蓝光照射的环境中却几乎无法在玻璃表面形成生物被膜。深入研究发现，BlsA 光感受器蛋白利用其自身 N 末端蓝光感受黄素结构域来抑制生物被膜的形成。然而，BlsA 如何转导光信号并控制基因表达还需要深入研究。然而，blsA 基因在 28℃和 37℃不同的转录活性对 ATCC 17978 菌株在光照条件下形成生物被膜的能力不同。实际上，生长环境中光照对鲍曼不动杆菌的生物反应不仅对生物被膜形成有影响，而且对菌体迁移和毒力也有影响。利用乙醇对鲍曼不动杆菌在非生物表面形成的生物被膜进行处理后，菌体内部脂质和碳水化合物的合成代谢活动明显提升，这导致碳水化合物构成的生物被膜显著增加而菌体移动性显著降低。上述生化活动的改变是受到多重基因表达水平改变调控的。其中，csuA/BABCDE 操纵子受到感受器激酶（受到 bfmS 和 bfmR 基因编码调控）介导双组分系统的激活来转录并表达蛋白产物。当 bfmR 基因被插入式失活后，可导致 csuA/BABCDE 操纵子丧失表达能力，以及降低菌体纤毛和生物被膜的形成能力。

随着研究的深入，促进菌体与物体表面及菌体之间黏附的相关蛋白对于鲍曼不动杆菌通过生物被膜形成来固着在物体表面及生物表面同样起到重要作用。例如，当鲍曼不动杆菌利用 OmpA 基因表达构成菌体外膜成分的三聚体孔蛋白时，其对塑料表面的黏附能力显著增强。此外，OmpA 蛋白通过毒害细胞线粒体来诱导上皮细胞死亡、树突状细胞死亡（早期呈现凋亡，而晚期呈现出坏死）。再者，细菌黏附素 Bap 高度保守存在于不同临床分离菌株中，并且与鲍曼不动杆菌生物被膜形成相关。研究人员利用透射电镜对 Bap 介导形成的生物被膜结构特征分析后发现，三维塔状结构与供液体流动的渠槽结构集中在生物被膜表面。这种结构有助于增强鲍曼不动杆菌对健康人体支气管上皮细胞及角皮质形成细胞的黏附能力。在研究鲍曼不动杆菌 ATCC 17978 生物被膜形成能力中发现，O 连接糖基化系统中的糖基化活性可以促进菌体在黏附初始阶段及生物被膜形成过程中的速度，进而提高生物被膜成熟的程度。很多学者都认为菌体糖蛋白的多糖链对其吸附靶细胞有重要作用。通过对不同临床分离菌株的基因组测序分析发现，O 连接糖基化的分子机制在很强的遗传进化压力下保守存在。进一步对同一株菌体不同基因座对 O– 五碳多糖在糖基化链上的结构分析后发现，pglC 基因被诱变后可影响鲍曼不动杆菌荚膜多糖及糖基化蛋白的形成，最终导致结构异常的生物被膜形成和菌体对小鼠的致病力降低。ΔpglC 突变株导致菌体在无机物表面上聚集的能力明显提升，而生物被膜结构的变化直接导致荚膜多糖结构的改变，使菌体培养物表现出粗糙及不规则的生物表型。鲍曼不动杆菌生物被膜的形成及成熟也是需要 PNAG 的大量参与，并且其外部多糖结构是由四个基因组成的 pgaABCD 基因簇来编码表达的。

群体感应是菌体自身群体密度信号感应系统，是菌体之间自我分泌、自我诱导信号分子来实现菌体之间的信息沟通。菌体之间与密度感应相关的信号分子一般是小的可扩散的激素类小分子（N-AHL）。其中，在生物被膜形成过程中，鲍曼不动杆菌需要通过群体感应系统的参与来有效调节生物被膜的形成效率。当鲍曼不动杆菌处于浮游状态时，菌体自我诱导分泌 AHL 实现菌体间信息传递，导致菌体集聚，最终使鲍曼不动杆菌从浮游状态转变为生物被膜内部聚集的状态。此外，群体感应系统还可以上调鲍曼不动杆菌生物被膜形成相关的基因，包括胞外基质基因和外排泵基因。当鲍曼不动杆菌自分泌 AHL 的水平高于阈值时，群体感应系统被激活，胞外基质基因表达量提高，促进生物被膜的形成。相反，如果有效抑制鲍曼不动杆菌群体感应系统的活性，菌体形成生物被膜的能力显著下降，并且对抗生素敏感程度提升。

与其他原核生物相同，双组分调控系统（two component regulatory system，TCS）的生物学活性在鲍曼不动杆菌的生理活动（如耐药性、致病性、群体感应性和生物被膜形成）发挥着重要作用。在对鲍曼不动杆菌临床分离菌株的研究中发现，多数 TCS 高度保守地存在于菌体基因组中。在这些已经发现并鉴定的 TCS 中，BfmRS、BaeSR、PmrAB、GacSA、GigA/GigB 和 AdeRS 在鲍曼不动杆菌的持留性及生物被膜形成能力方面研究的较为深入。PmrAB 操纵子含有 3 个基因，即 *PmrA*、*PmrB* 和 *PmrC*。当 *PmrA* 和 *PmrB* 基因突变失活后，*PmrC* 基因高效表达，导致鲍曼不动杆菌对黏菌素耐药性降低。相关分子机制为失活的 *PmrA* 和 *PmrB* 基因无法表达可以有效抑制 *PmrC* 基因产物的蛋白产物，PmrC 蛋白可介导磷酸乙醇胺修饰到脂质 A 的 1′- 磷酸基或 4′- 磷酸基中，引起电荷变化，降低黏菌素脂质 A 的亲和力。此外，通过 PmrB 来调控 NaxD 蛋白产物的产生，从而实现将 N- 乙酰半乳糖胺转化为半乳糖胺，使脂质 A 所带负电荷减少，最终导致菌体与带正电荷的黏菌素分子的结合。在鲍曼不动杆菌持留性治疗的相关研究中，2- 氨基咪唑化合物等小分子药物与黏菌素结合使用能够通过抑制 PmrAB 操纵子的表达活性，消除不同化学修饰对脂质 A 的作用，从而逆转不同临床分离菌株中的黏菌素耐药性。GacSA 双组分系统在鲍曼不动杆菌对无机物表面固着黏附和生物被膜形成能力的影响显著。当外界环境因素改变时，GacS 传感器诱导反应调节器 GacA 激活。利用转录组对 *ΔGacS* 突变株测序分析后发现，647 个基因在 GacSA 双组分系统调节鲍曼不动杆菌运动性、致病性、耐药性及生物被膜形成过程中转录活性发生了改变。另外，GacSA 双组分系统能够介导苯乙酸分解代谢途径成分的苯乙酸（phenylacetic acid，PAA）操纵子对细菌分解代谢芳香化合物和环境污染物的生物活性。进一步将 GacSA 双组分系统中 GacS 敲除后，鲍曼不动杆菌突变体无法令 PAA 操纵子转录表达，并且严重影响突变菌对宿主的致病力。AdeRS 双组分系统由 *AdeS* 和 *AdeR* 基因组成。*AdeS* 基因表达的组氨酸激酶可侦测菌体环境中的压力变化并将刺激信号通过 *AdeR* 基因编码的翻译调节蛋白在鲍曼不动杆菌体内转导，进一步激活下游靶基因（参与外排泵调节和生物被膜的形成）的翻译调控。

随着对鲍曼不动杆菌生物被膜形成机制及结构功能的深入研究发现，生物被膜在形成过程中会侵占大量有限的生物资源及物理空间。这将势必造成菌体和菌群之间对生物资源及生长空间的竞争。而在这种竞争过程中，菌体之间主要通过接触依赖性菌体间竞争系统来彼此限制对方对生物资源及生存空间的侵占。由 *BfmR* 和 *BfmS* 基因组成的 BfmRS 双组分系统在调节鲍曼不动杆菌致病性、耐药性、对非生物表面固着及生物被膜形成能力方面均有重要的调控作用。在 BfmRS 双组分系统对鲍曼不动杆菌的调控下，接触依赖性菌体间竞争系统被激活，菌体可通过 csuA/BABCDE 操纵子介导提高其在聚苯乙烯、玻璃等非生物材料表面的固着和生物被膜的有效形成。除了可以有效形成生物被膜使菌体具有耐药性，通过外排泵将抗生素排出菌体也是鲍曼不动杆菌重要的耐药机制。AdeABC 是鲍曼不动杆菌中最早被认识的外排泵，对替加环素、β- 内酰胺类、庆大霉素、米诺环素和氨基糖苷类等抗生素耐受性强。而双组分系统在鲍曼不动杆菌中对外排泵的活性也具有调节作用。AdeRS 双组分系统基因突变能够导致 AdeABC 编码的外排泵生物活性降低，使菌体无法高效地将抗生素从体内排出，导致菌体对抗生素敏感性增强。当 AdeRS 双组分系统失活后，鲍曼不动杆菌对 4′, 6- 二氨基 -2- 苯基吲哚二盐酸盐和氯己定等针对 AdeABC 外排泵活性具有抑制功能的药物敏感性明显提高。作为治疗临床感染多重耐药性鲍曼不动杆菌感染最后可以选择的治疗性药物，当 AdeRS 双组分系统中的 AdeRS 蛋白产物第 26 位天冬氨酸突变为天冬酰胺和 AdeST 蛋白产物第 156 位蛋氨酸被替换后，会影响菌体外排泵的活性，使菌体对替加环素敏感性降低，增加了临床治疗失败的风险。

## 四、结核分枝杆菌持留性的分子机制

结核病是由结核分枝杆菌（*Mycobacterium tuberculosis*，MTB）引发的慢性疾病。MTB 的宿主范围很广，并且致死率不容小视。MTB 对全身几乎所有的组织器官均能侵染，尤其以肺部感染最为常见。主要的致病机制可概括为：当菌体侵染细胞后，大量繁殖可引发感染部位的炎症反应、毒性代谢产物及菌体自身毒力因子对宿主免疫系统的破坏。药物治疗是一种有效的临床治疗手段，但 MTB 会随着治疗药物的使用产生耐药性和持留性。MTB 的耐药性和持留性是结核病难以根除的主要原因。MTB 持留性形成的过程就是菌体从正常繁殖转变为非增殖方式（如休眠）引发的，并且持留菌会造成延缓性病程，临床上表现为反复发作。而引发上述临床症状的病原菌通常就是 MTB 持留菌。MTB 持留菌主要是通过生物被膜形成及菌体内部毒素 – 抗毒素系统来实现对宿主的慢性感染。

早在 1882 年，科学家就发现 MTB 可以紧密聚集，并且呈现出索状排列的生物学现象。MTB 能够在液体培养基表面形成类似于菌膜的物质，这也为现在生物被膜学说的产生奠定了基础。进一步研究发现，MTB 不仅可以在体外形成生物被膜，也能够在宿主体内形成生物被膜，并且容易造成组织坏死和空洞的形成。MTB 的生物被膜的主要成分是 EPS。EPS 使得生物被膜具有半透性，表现为营养物质和代谢产物可自由扩散进出生物被膜，但是免疫细胞和对菌体具有毒害作用的物质无法有效进入生物被膜中。MTB 的 EPS 主要由多糖、蛋白、DNA 片段、分枝菌酸和酮 – 分枝菌酸等代谢产物组成。虽然宿主体内具有很多能够针对 EPS 的水解酶，但是由于 EPS 成分的复杂性和多样性，这导致各种酶类对 EPS 降解效率十分低下。针对 EPS 成分的多样性，研究人员对持留性 TMB 产生的多糖进行分析发现，纤维素是最主要的多糖类成分；菌体外 DNA 片段存在于生物被膜的外部柄状结构中，这对于生物被膜固着于无机物表面十分重要；DNAB Ⅱ 家族蛋白是 EPS 中重要的组分，其对生物被膜中 DNA 片段构象稳定发挥着重要作用；海藻糖二分枝菌酸作为 EPS 中重要的脂类物质，在生物被膜结构稳定性方面发挥着重要作用。

除了生物被膜的形成，毒素 – 抗毒素系统在 MTB 持留性形成过程中也发挥重要的调控作用。其中，MazEF 和 RelBE 毒素 – 抗毒素系统对 MTB 持留菌形成尤为重要。MazEF 毒素系统由编码细胞内毒素的 MazF 及其同源抑制剂抗毒素 MazE 构成。无外界刺激压力的情况下，MazE 与 MazF 以稳定的结合形成存在，从而使 MazF 毒性蛋白无活性。然而，在外界压力刺激下（如缺氧和营养贫乏等），抗毒性蛋白 MazE 被降解，毒性蛋白 MazF 的核糖核酸内切酶活性将对菌体 mRNA 造成破坏，使菌体处于生长停滞状态。研究表明，毒素蛋白 MazF 很大程度上有助于 TMB

在外界压力作用相对较短的时期存活下来。此外，TMB 基因组中存在 9 对 MazF 同源基因，这对于菌体形成持留菌的能力至关重要。RelBE 系统属于 II 型毒素 – 抗毒素系统，也是通过抗毒素结合毒素蛋白来中和毒素蛋白的活性。其中，*relE* 基因编码产物在核糖体 A 位点实现对 mRNA 密码子位点的第 2 位和第 3 位核苷酸进行切割，破坏翻译表达，进而阻滞 MTB 的生长。*RelB* 基因和 *RelE* 基因在一个 V 形构象的异源四聚复合物顶点处发挥协调作用。例如，在 TMB 快速增殖过程中，RelBE 毒素 – 抗毒素系统某种程度上协同作用可以使得抗毒素保持对毒素蛋白的中和效应。当缺氧或者营养匮乏等导致 TMB 处于生长停滞状态等外界因素消除后，RelBE 毒素 – 抗毒素系统中 *RelB* 基因和 *RelE* 基因表达蛋白产物通过形成稳定的复合物使得毒素蛋白继续被抑制其毒素活性。与之相反，当上述外界压力作用于 TMB 时，RelBE 毒素 – 抗毒素系统相关基因转录水平显著上升，*RelE* 基因高效表达导致毒素蛋白发挥对菌体的毒素作用，最终导致 TMB 形成持留菌。

## 五、铜绿假单胞菌持留性的分子机制

铜绿假单胞菌是一种常见的条件致病菌，属于非发酵革兰阴性杆菌，广泛分布于外界环境，也是医院内获得性感染的重要致病菌。在临床抗生素治疗中，铜绿假单胞菌易出现获得性耐药及适应性耐药等复杂的耐药机制，并且产生多重耐药甚至广泛耐药铜绿假单胞菌。目前的临床用药主要是氨基糖苷类、碳青霉烯类和喹诺酮类抗生素，但是临床经验治疗常常因多药耐药性铜绿假单胞菌的出现而失败。在诸多临床治疗失败的案例中，铜绿假单胞菌生物被膜的形成及持留菌的形成是重要的因素。

铜绿假单胞菌生物被膜结构复杂，可抵御多种抗生素，易导致菌体持留性的产生。其主要成分为纤维蛋白、脂蛋白及多糖类基质等多糖蛋白复合物。这样的结构成分有助于铜绿假单胞菌自身群落聚集缠绕其中而形成被膜样物质。深入研究铜绿假单胞菌生物被膜基质结构特征发现，DNA 片段、多糖类物质、蛋白质及脂类物质是主要成分。铜绿假单胞菌生物被膜形成过程中，藻朊酸盐和 *pel/psl* 两个基因簇通过对多糖类物质的调控表达来促进生物被膜基质的合成效率。另外，环境 pH 改变、DNA 修复相关基因及精氨酸代谢活性等介导的菌体内部信号通路均对铜绿假单胞菌生物被膜形成起到重要作用。

当铜绿假单胞菌繁殖密度增高时，菌体的群体感应系统会侦测到菌群中释放出来的特定分子信号，并且能够及时对分子信号的浓度做出应答。通过群体感应系统，铜绿假单胞菌感知周围环境中自身或者其他细菌的数量变化，并且在菌群中的信号分子达到一定水平后激活特定转录调控因子来参与菌体对环境的适应性。依托基因组学测序技术分析发现，铜绿假单胞菌主要有三个群体感应系统，分别是喹诺酮类信号系统、RhlI/RhlR 系统和 LasI/LasR 系统。其中，RhlI/RhlR 系统和 LasI/LasR 系统均受酰基高丝氨酸内酯的调控。另外，RhlI/RhlR 系统也受到 Las 系统对 *LasR* 和 *LasI* 基因转录的调节，能够引导铜绿假单胞菌合成菌体外信号分子。铜绿假单胞菌群体感应系统能够在整体水平上以调控网络的形式直接或者间接调节数百个基因的转录和表达。除了上述 3 个群体感应系统以，铜绿假单胞菌还拥有许多其他调节因子参与群体感应系统的调控过程，并且这些调节因子在调控期的不同阶段对群体感应系统产生负向或者正向的调节作用。因此，群体感应系统复杂的级联调控网络对于铜绿假单胞菌形成生物被膜耐受抗生素具有重要的调控作用。

## 六、肺炎克雷伯菌持留性的分子机制

肺炎克雷伯菌属于革兰阴性菌，其致病性在医源性感染中具有重要地位。对于肺炎克雷伯菌，荚膜是其重要的毒力因子。黏性荚膜多糖是荚膜的主要成分。其形成纤维结构加覆在肺炎克雷伯菌菌体表面，使菌体无法被宿主免疫系统有效清除。在应对肺炎克雷伯菌的感染过程中，抗生素治疗目前仍旧是主要手段。然而，随着近年来相关临床治疗失败案例的报道不断增多，肺炎克雷伯菌的耐药性不仅被发现普遍存在，而且很多临床治疗失败病例分离菌株通过形成持留菌表现出多重耐药性。许多肺炎克雷伯菌菌株已获得多种 β- 内酰胺酶，可对青霉素、头孢菌素和碳青霉烯产生抗性。肺炎克雷伯菌可通过接合、转化和转导等方式让其耐药基因快速在各细菌之间传播扩散，从而出现大范围的医院源性感染。这一局面为肺炎克雷伯菌感染的防治造成极大的困难和隐患。

碳青霉烯类药物目前被医学界普遍认为是包括肺炎克雷伯菌等革兰阴性菌感染等临床治疗的最后选择。碳青霉烯类药物具有广谱抗菌作用，是抗菌活性最强的非典型 β- 内酰胺类抗菌药物。碳青霉烯类药物能够治疗产生头孢菌素酶和超广谱 β- 内酰胺酶（extended spectrum β-lactamase，ESBL）的肺炎克雷伯耐药菌所引起的严重感染。然而，随着碳青霉烯类药物临床治疗的广泛应用，极度耐受碳青霉烯类的肺炎克雷伯菌（carbapenem-resistant *Klebsiella pneumoniae*，CRKP）已经在世界范围内成为临床治疗失败的重要病原菌。例如，肺炎克雷伯菌碳青霉烯酶（*K. pneumoniae* carbapenamase，KPC）产生菌株的增加，使得这种感染越来越难以治疗。此外，一些肺炎克雷伯菌菌株表达由 bla NDM-1 基因编码的金属 β– 内酰胺酶 NDM-1。NDM-1 的存在增加了碳青霉烯耐药的肺炎克雷伯菌菌株的流行率，这使得需要越来越多地使用其他抗生素，如氨基糖苷类和氟喹诺酮类。然而，这些抗生素的频繁使用可能会增加对这些药物的耐药性，使得治疗这些感染变得更加困难。

在抵抗碳青霉烯类药物的杀菌作用中，肺炎克雷伯菌主要通过产生碳青霉烯酶将碳青霉烯类药物进行降解处理。随着耐碳青霉烯类药物的肺炎克雷伯菌临床分离株的不断出现，分析其所表达的碳青霉烯类酶的生化性质后，碳青霉烯类酶可被分为 A 型、B 型和 D 型。A 型碳青霉烯酶是非金属 β– 内酰胺酶，可以降解氨曲南、头孢菌素、碳青霉烯类药物及青霉素。B 型碳青霉烯酶是金属 β– 内酰胺酶。D 型碳青霉烯酶是苯唑西林酶。除了上述通过合成碳青霉烯酶主动降解碳青霉烯类药物的杀菌作用，肺炎克雷伯菌还可以通过形成持留菌来抵御不同抗生素对其的杀灭作用。

由于肺炎克雷伯菌富含荚膜成分，因此菌体依赖荚膜多糖和黏附因子能够牢固附着于物体表面，并且在此过程形成的生物被膜进一步使菌体持留性增强，最终导致临床治疗失败。

肺炎克雷伯菌以其生物被膜为独特的渗透屏障，通过毒素 – 抗毒素系统、群体感应系统、双组分系统等所涉及的操纵子转录活性，菌体生理代谢活动改变（由生长表型转变为生长停滞表型）。凭借生物被膜的保护，肺炎克雷伯菌可诱导耐药性产生，逃避宿主免疫防御，并增加毒素积累。

肺炎克雷伯菌如何产生生物被膜一直都是学术界研究的重点领域。与游离肺炎克雷伯菌相比，持留状态的菌群可以对环境中各种压力做出应答，并且通过从游离态转变为生物被膜介导的聚集态。肺炎克雷伯菌生物被膜形成的过程主要包括可逆性附着阶段、黏附聚集阶段、增殖阶段、生物被膜成熟阶段、扩散分离阶段。因此，在肺炎克雷伯菌的传播中，生物被膜的形成能够使其在生物机体的尿道、呼吸道和消化道等处定殖，最终导致侵袭性感染，危害宿主健康。肺炎克雷伯菌的荚膜多糖和Ⅲ型菌毛在生物被膜形成过程中发挥重要作用。其中，Ⅲ型菌毛决定菌体黏附的稳定性，而荚膜多糖能够介导生物被膜结构特征，以及菌体之间信息传递。在菌体之间信号传递方面，肺炎克雷伯菌的群体感应系统能够协调控制生物被膜中微生物群体不同基因转录表达的信号分子（包括调节因子和自诱导分子）传递。

凭借生物被膜的保护，肺炎克雷伯菌能够避免被宿主免疫系统（包括抗体识别、抗菌肽杀菌、免疫细胞吞噬等）的清除作用，从而显著提升了菌体生存率。这突显出生物被膜发挥正常生理功能的重要性。研究人员利用基因突变技术，将参与生物被膜形成及生物学功能的基因（如 *fabZ* 和 *lpxC* 基因）进行定点突变后发现，肺炎克雷伯菌产生生物被膜的能力显著降低，并且菌体一定程度上恢复了生长活力。在肺炎克雷伯菌生物被膜抵抗免疫细胞吞噬的过程中，*YfgL* 基因表达的脂蛋白对生物被膜形成及激活 I 型菌毛相关基因的转录活性至关重要。另外，肺炎克雷伯菌的外膜蛋白 A 在协助菌体对生物组织进行黏附、菌体之间信息交流，以及逃逸宿主免疫反应。

肺炎克雷伯菌在生物被膜中彼此信息交流或者与其他微生物进行交流是通过一种群体感应系统来进行的。这种菌体自身分泌的小分子自诱导物或外源信号分子在菌体之间自由扩散后，群体感应系统通过识别这些特定自诱导物的浓度来对周围菌体的密度进行感知，进而调控菌体自身相关基因的转录表达水平的改变。肺炎克雷伯菌群体感应主要由自诱导物合成酶、自诱导物分子、特定自诱导物结合受体及下游信号通路节点分子构成的调控网络。这种调控网络有助于提升肺炎克雷伯菌在感应不同菌体密度及菌体代谢活力等方面的调控能力，并为菌体应对包括抗生素在内的环境刺激而有效形成生物被膜提供有力保证。肺炎克雷伯菌的群体感应系统能够识别 AI-2、C8-HSL 和 C12-HSL 等小分子物质。例如，以 AI-2 小分子介导的群体感应系统能够调节广谱耐药的肺炎克雷伯菌产生生物被膜。而与 AI-2 小分子特异性结合的受体为肺炎克雷伯菌表达的 SdiA 蛋白受体。这种受体能够参与菌体分裂增殖活力、毒力因子合成及生物被膜的产生。针对 SdiA 蛋白受体空间构象的分析表明，SdiA 受体是以同源二聚体的形成存在，其 N 端具有配基结合结构域，而 C 端具有 DNA 结合结构域，两者具有独立的生物学功能。SdiA 蛋白受体利用上述两个结构功能域的生物学活性实现对肺炎克雷伯菌 I 型菌毛的表达，降低菌体迁移性并增强菌体产生生物被膜的能力。这里需要指明，生物被膜的形成是一个动态平衡的过程，这需要菌体能够借助群体感应系统高效地协调生物被膜中菌群的基因表达活力来维持这种动态平衡。研究发现，肺炎克雷伯菌拥有两种群体感应系统，即 I 型和Ⅱ型群体感应系统。这两种群体感应系统是通过分泌 AI-1 和 AI-2 自诱导信号分子来实现肺炎克雷伯菌株之间或者与其他微生物菌群之间的通信往来，来促进生物被膜在环境刺激因子存在的情况下高效形成。研究表明，Ⅰ型群体感应系统凭借基因 *luxI* 编码的蛋白酶来催化合成 AI-1 小分子，而后激活 LuxR 蛋白转录活性，最终实现肺炎克雷伯菌之间特异性的信息交流。与Ⅰ型群体感应系统介导同菌种之间信息传递的特性相比，Ⅱ型群体感应系统除了可以实现肺炎克雷伯菌之间特异性信息交流，而且还能够实现不同菌种之间通过 AI-2 小分子化合物进行的信息交流。在生物被膜的形成过程中，肺炎克雷伯菌依赖 *luxS* 基因自分泌的 AI-2 信号分子起到促进其形成与成熟的关键作用。通过基因敲除技术将 *luxS* 基因从肺炎克雷伯菌中沉默后，突变菌株在形成生物被膜的过程中出现效率低下且生物被膜结构松散不致密等现象。除了借助 AI-1 和 AI-2 小分子物质来调节群体感应系统对生物被膜的形成，肺炎克雷伯菌也可以与 cAMP 等第二信使分子识别互作，将菌体外环境刺激信号及时转化成菌体内传递信号，最终促成生物被膜的有效形成和成熟。

## 七、金黄色葡萄球菌持留性的分子机制

金黄色葡萄球菌是正常皮肤微生物群落的一部分。健康人群对金黄色葡萄球菌的携带率较高，菌体表现为间歇性或永久性定植。然而，金黄色葡萄球菌是感染性心内膜炎、骨髓炎、皮肤和软组织感染及菌血症的主要原因。在抗生素广泛用于临床治疗之前，金黄色葡萄球菌菌血症的死亡率超过 80%。随着 20 世纪 40 年代青霉素的引入，青霉素成为金黄色葡萄球菌感染的首选治疗方法，但广泛使用加快了耐受 β– 内酰胺酶菌株的进化速率。早在 1948 年，超过 80% 的临床分离物对青霉素具有耐药性。β– 内酰胺酶是一种主要的细胞外酶，水解 β– 内酰胺环，使 β– 内酰胺失活。在 1961 年半合成青霉素引入后的 1 年，耐甲氧西林金黄色葡萄球菌( Methicillin Resistant *Staphylococcus aureus*，MRSA ) 菌株被分离出来，甚至有证据表明金黄色葡萄球菌在其临床使用之前就已经发展出了甲氧西林耐药性。在甲氧西林引入之前，对于第一代 β– 内酰胺类药物（如青霉素）的广泛使用，选择了携带 mecA 决定子的菌株，该决定子赋予了对甲氧西林的耐药性。现在，MRSA 的流行率在欧洲范围内从＜ 1% 到超过 40% 不等，在斯堪的纳维亚国家 [ 如冰岛（0.0%）和挪威（0.9%）] 的侵袭性 MRSA 分离物非常低，荷兰（1.2%）、瑞士（4.4%）、德国（7.6%）

和法国（12.1%）的水平较低，而在意大利达到34%，葡萄牙达到38%，罗马尼亚达到43%。甲氧西林耐药性是通过葡萄球菌耐甲氧西林的卡式染色体（staphylococcal cassette chromosome mec，SCCmec）的水平基因转移 mecA 基因介导的。mecA 基因编码一个青霉素结合蛋白（penicillin binding protein，PBP2a），负责在细胞壁合成期间交联肽聚糖，而耐药性是由于 PBP2a 对 β- 内酰胺类药物的亲和力较低，使其失去活性。

尽快鉴别 MRSA 的出现可以及时采取有效措施来降低 MRSA 对患者的致死率。有效的鉴定方法是通过分子分型策略来实现对 MRSA 的快速鉴定，包括全基因组测序，确定50%～80%的孤立侵袭性菌株源自携带菌株。这是一个动态的过程，菌株会持续很长一段时间，而其他菌株则会在同一宿主内进化或被替换。此外，金黄色葡萄球菌的传播通常发生在医院治疗器械表面、手机和平板电脑上，这些设备在诊所中经常使用。在诊所中，糖肽类抗生素，如替考普兰和万古霉素，现在被用作 MRSA 感染临床治疗的首选抗生素。在 20 世纪 80 年代开始使用万古霉素治疗后不久，对替考普兰敏感性降低的 MRSA 菌株就被发现了。2002 年，第一株耐万古霉素的金黄色葡萄球菌（vancomycin-resistant S.aureus，VRSA）在美国被成功分离并鉴定，若干年后陆续出现在世界各地。有效的万古霉素替代品包括达普霉素（一种脂肽类杀菌抗生素）、利奈唑胺、替吉西克林、甲氧苄啶 - 磺胺甲噁唑或第五代 β-内酰胺（如头孢替洛或头孢比普罗）。同样，如果检测到对达普霉素敏感性降低，以及对万古霉素敏感性降低，建议联合使用或单独使用以下药物：链霉素类抗生素喹诺霉素 - 达福霉素、甲氧苄啶 - 磺胺甲噁唑、利奈唑胺或替拉瓦星。

在金黄色葡萄球菌表现出来的耐药性诸多因素中，生物被膜形成及持留菌形成是导致临床治疗金黄色葡萄球菌感染失败的重要因素之一。金黄色葡萄球菌感染很难根除的原因是生物被膜中的菌体对抗生素具有极高的耐受性。为了提高临床治疗金黄色葡萄球菌感染的成功率，深入研究金黄色葡萄球菌持留性的不同成因具有重要意义。而很多研究主要集中在金黄色葡萄球菌生物被膜形成、毒素 - 抗毒素系统、能量代谢及群体感应等分子机制。金黄色葡萄球菌的生物被膜通常呈现出菌体堆叠的现象，菌体之间通过菌体外 DNA 片段、蛋白质、脂类物质及多糖类物质构成胞外基质的主体部分。其生物被膜对活体组织及医疗设备（如关节假体、人工心脏瓣膜、静脉导管及导尿管等）等无机物表面具有很强的固着能力。这种固着能力对于金黄色葡萄球菌导致患者慢性疾病的发生发展具有重要的促进作用。毒素 - 抗毒素系统最早是在持留菌体内质粒中发现的，并且广泛存在于各种原核生物体内。目前已知的毒素－抗毒素系统可分为6类，其中以Ⅱ型系统最为常见且重要。金黄色葡萄球菌中存在三种已知的Ⅱ型毒素－抗毒素系统，即mazEF、relBE同源物axe1/txe1和axe2/txe2。这三种毒素－抗毒素系统中的毒素蛋白均具有RNA核酸内切酶活性。它们共同的特征为抗毒素（蛋白质产物）能够与毒素分子（具有核酸内切酶活性）特异性结合，达到中和毒素蛋白毒性的目的。金黄色葡萄球菌这种调控机制是通过毒素分子、抗毒素分子及不同操纵子作用位点之间的协同作用来进一步对菌体代谢活动进行控制。

以ATP进行调控的能量代谢对于金黄色葡萄球菌持留性的形成十分重要。当ATP相关代谢活性在金黄色葡萄球菌菌体内降低时，ATP将减弱以自身为基础的抗生素靶点分子（如拓扑异构酶、RNA聚合酶及解旋酶等）的活性，使菌体转为生长停滞状态，最终导致菌体持留性的形成。在抗生素杀灭金黄色葡萄球菌的过程，菌体电子传递链和三羧酸循环代谢物堆积，导致ATP生成减少。金黄色葡萄球菌能量代谢的降低可进一步促进菌体从增殖状态转变为生长停滞状态。其中，调控荚膜多糖操纵子转录的Pcap5A启动子及调控精氨酸脱亚氨酶途径的ParcA启动子活化是金黄色葡萄球菌形成持留性的分子生物学标志物。此外，金黄色葡萄球菌的Ⅰ型毒素－抗毒素系统中毒素蛋白TisB是小分子膜肽，可在细菌内膜形成孔隙，减少质子动力，导致细菌能量水平下降，促进持留和生物被膜的形成。

金黄色葡萄球菌的形态变化、迁移性、质粒在菌体之间的转移、耐药性、毒力强弱和生物被膜形成等生物特性可以通过群体感应系统调控。金黄色葡萄球菌群体感应系统在辅助基因的调控下，可控制菌体毒力因子（包括溶菌酶、蛋白酶、酚溶调节素、脂肪酶和超抗原）的表达，从而控制生物被膜的形成。金黄色葡萄球菌可以分泌被称为自诱导分子（autoinducer，AI）的小分子化合物，自诱导肽具有细菌密度依赖性，随着金黄色葡萄球菌密度的增加，自诱导肽浓度也积累到一定阈值，作用于相应的调节蛋白，进一步促进与金黄色葡萄球菌持留性形成有关基因的转录及表达。例如，在金黄色葡萄球菌中，寡肽（通常为短线性或环状肽）（autoinducing peptide，AIP）是主要的信号分子。AIP无法自由穿透菌体细胞壁，而是需要ABC转运蛋白和双组分系统协助完成。由组氨酸蛋白激酶和反应调节蛋白两部分组成的双组分系统通过侦测外界环境刺激信号及信号分子浓度的变化，并将处理后的信息传递到反应调节蛋白，进而调控基因的表达。由于ABC转运蛋白将AIP信号分子转运出金黄色葡萄球菌体外，当菌体外信号分子浓度达到一定阈值时，被激活的组氨酸蛋白激酶将磷酸化信号传递到反应调节蛋白，最终激活与持留菌形成相关基因的活性。

## 八、白念珠菌持留性的分子机制

白念珠菌是一种医院源性的条件性致病真菌，主要存在于泌尿生殖系统和消化系统中，并且经常通过中心静脉导管为介质导致患者血液感染。白念珠菌的持留性与细菌的持留性类似，临床较多见，在此一并讨论。正常情况下，白念珠菌对人体不能造成损害，然而当机体免疫力降低或者内环境紊乱导致体内微生物菌群失衡时，就会给白念珠菌提供大量增殖的契机，最终导致临床感染。临床上针对白念珠菌感染病例主要通过抗生素进行治疗，但是白念珠菌能够通过形成持留菌对常规抗真菌药物产生极强的耐药性。尤其是白念珠菌产生生物被膜以后，在生物被膜中的白念珠菌比浮游状态下菌体对抗真菌药物的耐受能力高出 1000 多倍。在分析白念珠菌生物被膜的组成结构特征中发现，真菌菌体分泌基质胞外多聚物来实现菌体对无机物或有机体表面的黏附，并且这种基质胞外多聚物将持留性真菌构架成三维结构的真菌群落，以此限制基质外膜物质进行渗透，保护持留菌免受抗真菌药剂或者宿主免疫系统的杀灭。

白念珠菌生物被膜的形成过程可划分为黏附阶段和聚集阶段。早期阶段生物被膜形成过程中（0～11h），白念珠菌利用 SMI1 蛋白对无机物表面或者宿主黏膜表面进行附着，然后生成生物被膜基质层。若通过基因敲除技术将 SMI1 基因从白念珠菌中剔除后，突变菌对有机物或者无机物表面的黏附能力显著降低，继而导致生物被膜形成受阻，最终导致突变菌对氟康唑和卡泊芬净等抗真菌制剂的敏感性显著提升。在生物被膜形成的中期（12～30h），白念珠菌能够在生物体或者无机物表面所形成的生物被膜上生发出伪菌丝或者菌丝，这会进一步促进菌体产生大量多聚糖来填充生物被膜基质层的结构。在生物被膜形成后期（31～72h），白念珠菌的生物被膜进一步发育成熟，其结构表现为基质层呈现致密的网状结构，菌体嵌合在网状结构中。此时，白念珠菌会通过积累 N– 酰基高丝氨酸内酯的浓度，当此类小分子物质浓度达到一定阈值后可与转录因子结合，诱导参与生物被膜脱落相关基因的表达，促进生物被膜成熟及脱落。从原始生物被膜脱落的部分生物被膜可通过血液循环定殖于新的黏附部位，进而形成新的生物被膜。

　　基于白念珠菌生物被膜在耐药性方面重要的作用，研究人员投入大量精力来揭示生物被膜的理化学性质。研究发现，白念珠菌菌群密度与生物被膜对抗真菌制剂的耐受性呈现出正比关系。这是因为生物被膜的基质层维持了膜内外渗透性的差异，从而防止外界抗真菌制剂或者免疫细胞高效渗透生物被膜并将其中的菌体杀灭。在众多基质组分中，β-1,3– 葡聚糖是主要的碳水化合物，其能高效与氟康唑等抗真菌制剂结合来阻止药物对白念珠菌药物靶点的结合，从而使嵌合在生物被膜中的菌体具有耐药性。生物被膜除了保护包裹在其中的白念珠菌免受抗真菌制剂的杀灭，还能够凭借所含有的 β-1,3– 葡聚糖来抑制机体中性粒细胞产生活性氧，进而抑制吞噬细胞对生物被膜的清除作用。此外，白念珠菌在生物被膜介导的持留性还主要表现在菌体自身外排泵的活性上。具体机制是转运蛋白将渗透进菌体中的抗真菌药物外排到菌体外部，并且相关分子机制可分为两种：① ATP 结合基因座（ATP-binding cassette，ABC）蛋白超家族成员通过水解 ATP 获得能量所驱动的抗真菌药物外排；②关键激动剂超家族（major facilitator superfamily，MFS）成员借助质子电化学产生的浓度梯度将抗真菌药物递送出菌体。通过基因组测序分析发现，白念珠菌含有 26 个 ABC 家族成员。其中，两种念珠菌耐药蛋白（CaCdr1 和 CaCdr2）主要参与白念珠菌外排泵的外排活性。在白念珠菌生物被膜形成的早期（未成熟期），它们能够与 MFS 家族中的 MDR1 蛋白互作来促进菌体外排泵将唑类药物（如氟康唑）高效排出菌体。

# 第5章　持留菌研究经典实验技术

## 一、基因定点突变技术的实验操作

### （一）原理与背景

在 PCR 技术不断应用的大背景下，研究人员基于 PCR 运行的基础上利用重叠延伸策略将突变序列嵌入 PCR 扩增产物特定位点中，这种引入特异性突变序列的技术被称为基因定点突变技术（图 5-1）。基于定点突变的 PCR 引物一般是需要两套引物系统，即外部引物系统（将目标基因特异性扩增的引物对）和内部引物系统（引入特异性突变位点的引物对）。整个定点突变需要经历 3 次 PCR 反应过程才能实现。前两轮 PCR 反应采用具有相同碱基突变体的互补内侧引物来扩增获得两条有一端能够相互重叠的双股 DNA 片段，并且两者在核酸链重叠区域具有相同的突变碱基存在。基于重叠的核苷酸序列，这两条双链 DNA 通过变性（双链分离）及退火（互补链结合）处理，最终产生两种不同形式的异源 DNA 分子。其中，一种 DNA 产物具有 3′ 凹末端的双链分子，可利用高保真性的 DNA 聚合酶对其进行延伸，形成拥有重叠区域的 DNA 分子链。这一双链 DNA 分子用外侧引物进行第 3 轮 PCR 扩增后就能产生最终需要的 DNA 突变体序列。

利用 PCR 技术对目标基因（基因组或者质粒）实施定点突变，这其中包括碱基点突变、增加或者删除等。基因定点突变可以快速且高效地提高持留菌相关基因所表达目的蛋白的生物学功能，以及由此产生对持留菌生物表型的影响程度。这是深入研究持留菌形成分子机制领域中非常经典的实验技术手段。以大肠杆菌 *hipA* 基因的持留性生物学功能为例，*hipA* 基因表达的蛋白产物在维持大肠杆菌毒素 – 抗毒素系统中发挥重要调控作用，*hipA* 基因失活将严重影响大肠杆菌持留性表型的形成。因此，利用基因定点突变技术来针对 *hipA* 基因不同核苷酸位点进行特异性替换或者缺失将更加直接明了地确定出 *hipA* 基因表达产物在大肠杆菌持留性形成过程中发挥的生物学作用。

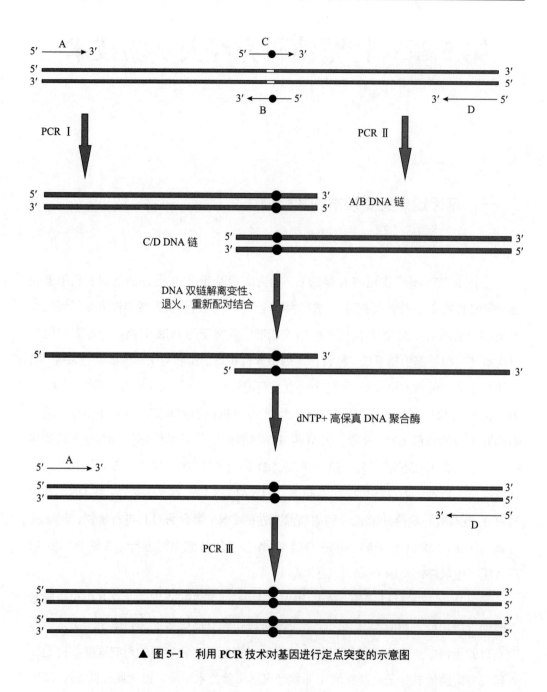

▲ 图 5-1　利用 PCR 技术对基因进行定点突变的示意图

在设计定点突变的内侧引物过程中，除了遵循一般 PCR 引物设计原则以，还需要按照特殊规则进行设计：①与常规 PCR 引物要求的长度 25～45bp 相比，定点突变引物的长度在 30～35bp 范围为佳。以突变靶点为中心上下游延伸 11～12bp 的序列，若突变位点两端序列设计的较短，则很可能导致定点突变失败；②若设计的引物为 30bp 长度，则需要计算引物的退火温度（$T_m$ 值）是否达到了 78℃（GC 在序列中的含量应该高于40%）；③如果退火温度低于78℃，则需要适当改变引物的长度来将退火温度提升到78℃以上；④设计定点突变引物时，要令突变位点位于引物的中心位置；⑤定点突变的引物一定是经过纯化后的产物才能进行后续定点突变PCR扩增。

（二）实验试剂

质粒pSUMO-FGF21、大肠杆菌感受态细胞、LB液体培养基、LB平板培养基、*hipA*基因、dNTP混合物、高保真DNA聚合酶和10×PCR缓冲液。

（三）实验器材

PCR扩增仪、超净工作台、恒温水浴锅、37℃恒温培养箱、高速离心机、一次性塑料涂菌棒、37℃恒温摇床及微量移液器等。

（四）实验操作步骤

1. **诱导*hipA*基因定点突变**　*hipA*基因由于其调控持留菌形成过程中发挥着重要作用，一直都是细菌持留性分子机制研究中的热点基因，其主要功能就是在毒素－抗毒素系统HipBA中发挥抗毒素调控作用。实验以质粒pSUMO-hipA为PCR扩增模板，构建pSUMO-mutation hipA质粒。与野生型质粒相比，pSUMO-mutation hipA质粒基因序列在第221位谷氨酸定点替换为赖氨酸。

上游引物：5′gaactttgggtgaatgttccggacgca**aag**atcattaaagcgggaaatgtgcgcgcg3′

下游引物：5′cgcgcgcacatttcccgctttaatgat**ctt**agcgtccggaacattcacccaaagttc3′

下划线及粗体字为第221位突变位点，采用PCR基因定点突变方法扩增闭合质粒pSUMO-hipA。样品反应体系（50μl）见表5-1。

PCR扩增程序设定条件：95℃ 10min→（95℃ 30s→68℃ 30s→72℃ 45s）30个PCR循环→72℃ 5min。PCR扩增程序结束后将PCR产物置于冰上孵育5min，然后置于室温条件下保存，避免反复冻融。

2. **DpnI酶特异性地切割质粒模板**　由于大肠杆菌中提取的质粒一般都是被甲基化修饰的，而PCR产物并没有被甲基化修饰。DpnI内切酶可以识别甲基化位点，并且将其基因片段切割降解，所以DpnI酶可以特异性地切割质粒模板而不会影响PCR产物。利用被DpnI内切酶处理后的PCR产物进行大肠杆菌转化、筛选阳性克

表 5-1　样品反应体系

| 总体积 | 50μl |
| --- | --- |
| 10×PCR 缓冲液 | 5μl |
| pSUMO-hipA（10ng/μl） | 2μl |
| 上游引物（10pmol/μl） | 1μl |
| 下游引物（10pmol/μl） | 1μl |
| dNTP 混合物（4 种碱基各 2.5mmol/μl） | 2μl |
| 高保真 DNA 聚合酶 | 1μl |
| 去离子水 | 38μl |

隆及测序等实验步骤，最终可得到定点突变的载体。当 PCR 扩增反应结束后，使用 DpnI 内切酶处理 pSUMO-hipA 质粒模板，进而筛选出 pSUMO-mutation-hipA。在 37℃条件下，利用 1μl DpnI 内切酶（10U/μl）、5μl 10× 缓冲液与 44μl 的 10×PCR 缓冲液 PCR 产物组成的 50μl 反应体系反应至少 1h，以确保 PCR 模板质粒被彻底清除。

3. 将 pSUMO-mutation-hipA 转化进入感受态细胞　将 5μl 经 DpnI 内切酶处理后的 PCR 产物加入 50μl 感受态细胞中，轻柔混匀后置于冰上 30min。将混合物置于 42℃水域中进行热激处理 90s，立即置于冰上。在混合物中加入 800μl LB 培养基，置于 37℃恒温摇床培养 2h。将培养物低速离心后，弃除上清液，利用 400μl 新鲜 LB 培养基重悬培养物，并且利用一次性涂菌棒将重悬培养物均匀涂布于含氨苄抗性的 LB 培养平板上。将培养平板置于 37℃恒温培养箱培养 16～20h 后，观察培养平板上单菌落形成的情况。

4. 目标基因测序分析　当含有氨苄抗性的 LB 培养平板上出现白色半透明状单个菌落后，挑取单个菌落并移至含有氨苄抗性的 LB 培养基中扩大培养。将培养物进行质粒提取然后送走测序，最终确定定点突变是否成功。

（五）提示与注意事项

1. 在设计定点突变引物时，一般都是以突变位点为中心向两侧延伸一段序列，并且每侧延伸长度不应小于 11～12bp。如果引物太短，可能提升定点突变失败的概率。

2. DpnI 内切酶处理 PCR 产物来降解质粒模板的时间最好达到 2～3h，这样可以彻底清除质粒模板对后续实验的干扰。

3. 如果突变率较低，可以提高高保真 DNA 聚合酶的用量，或者延长 PCR 扩增时间。同时，检查模板质粒用量是否太高。模板质粒量过高也会影响定点突变的效率。

## 二、持留菌基因敲除技术的实验操作

（一）原理与背景

基因敲除技术是针对特定功能或者调控性基因来研究相关生物学活性的常用分子生物学手段。基因敲除是将一个核苷酸序列已知但是生物学功能未知的基因序列进行特异性敲除，使真核细胞或者原核生物中的目的基因失去活性，最后从细胞水平或者实验动物的表型改变来研究和分析目标基因的生物学功能。目前，基因敲除技术主要应用的类型分为 3 类：①基于非同源序列的转座子敲除技术；②基于较短同源臂基因序列的特异性同源重组技术；③基于较长同源臂序列的特异性同源重组技术。虽然基因敲除技术的种类较多，但是主要是基于基因同源重组来实现对特定基因的剔除。这也是深入研究持留菌中特定基因生物表型功能的常用技术，即含有同源臂核酸序列的质粒或者 DNA 片段导入宿主菌后，经过同源重组整合到目标基因所处的染色质的相应位置上，导致宿主菌内目标基因被剔除或者结构遭到破坏。如图 5-2 所示，按照同源重组的原理，依次构建出 5′- 同源臂序列 - 筛选目标基因 - 同源臂序列 -3′ 的靶基因敲除基因盒，导入宿主后就能对靶基因实现剔除或者破坏结构。某些革兰阴性持留菌（如大肠杆菌、肺炎克雷伯菌、沙门菌等）的基因敲除经常使用两步同源重组的方法。一些真菌（如酵母菌和白念珠菌等）在进行特定基因功能的鉴定中，也是倾向于利用同源重组的方法来进行特定基因的敲除。

本实验利用酿酒酵母 sls1 基因（编码蛋白产物 SLS1 是线粒体内膜整合蛋白）作为真菌基因敲除的靶基因来阐述基因敲除的实验操作过程（图 5-3）。首先分别 PCR 扩增并且构建含完整 sls1 基因和 his3 基因的重组质粒系统 pMD18-T simple_ sls1 gene 和 pMD18-T simple_his3 gene。接着利用 EcoRI 核酸内切酶将 sls1 基因进行限制性内切处理，然后将具有选择标记物的 his3 基因插入 EcoRI 酶切位点处，获得 pMD18-T simple_sls1::his3 重组质粒系统。将新得到的 sls1::his3 序列导入野生型酵母菌体内，筛选出能够在组氨酸匮乏培养基中正常生长的酵母菌菌株。将待检

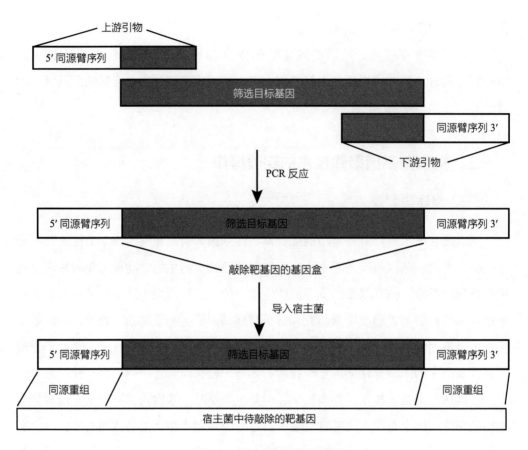

▲ 图5-2  基因敲除技术原理简述

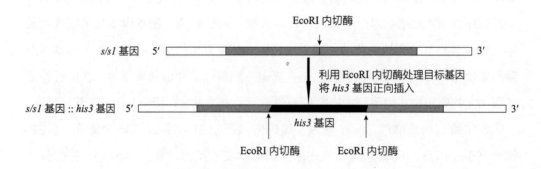

▲ 图5-3  酿酒酵母 *sls1* 基因敲除原理示意图

克隆菌株扩大培养后，利用 PCR 扩增技术特异性扩增目标序列进行初步鉴定，而后进行测序来最终鉴定出 *sls1* 基因敲除的克隆菌株，为今后的相关研究提供实验材料。

（二）实验试剂

1. 培养基的配制。

(1) GYP 液体培养基：20g/L 葡萄糖，1g/L 酵母提取物，10g/L 蛋白胨。

(2) GlyYP 液体培养基：2% 甘油，1g/L 酵母提取物，10g/L 蛋白胨。

(3) GYP 固体培养基：15g/L 琼脂，10g/L 蛋白胨，1g/L 酵母提取物，20g/L 蛋白胨。

(4) GMM 固体培养基：15g/L 琼脂，20g/L 葡萄糖，1.7g/L 酵母氮源，10g/L 硫酸铵溶液。

(5) GlyYP 固体培养基：15g/L 琼脂，2% 甘油，1g/L 酵母提取物，10g/L 蛋白胨。

2. TE/LiA 缓冲液：10mmol/L Tris-HCl（pH 8.0），1mmol/L EDTA（pH 8.0），0.1mol/L LiAc 溶液。

3. PCR 扩增试剂盒、限制性核酸内切酶 NotI 和 EcoRI；T 载体连接试剂盒，克隆载体 pMD18-T simple。

4. 酿酒酵母菌株 W1021-7C（leu2-3、ura3-1、ade2-1、his3-1）。

5. 去离子水、DMSO、10mg/ml 小牛胸腺 DNA。

6. PEG4000：在 TE/LiA 缓冲液中加入终浓度为 50% 的 PEG4000 干粉，充分混匀后无菌过滤处理。

（三）实验器材

微量移液器、吸头、离心管、PCR 扩增仪、PCR 反应管、核酸电泳装置、一次性塑料培养皿、恒温培养箱和恒温水浴锅。

（四）实验操作步骤

1. 引物设计

(1) 通过 PCR 扩增目标序列分别构建重组载体 pMD18-T simple_sls1 gene、pMD18-T simple_his3 gene、pMD18-T simple_sls1::his3。

(2) 根据 PCR 扩增序列设计特异性引物，并且分别在扩增 sls1 基因序列引物两端加入 NotI 酶切位点和 his3 基因序列引物两端加入 EcoRI 酶切位点（表 5-2）。

(3) PCR 反应体系（50μl）见表 5-3。

表 5-2  引物信息表

| 引 物 | 引物序列（5′ → 3′） | 酶切位点 |
|---|---|---|
| *sls1* 上游引物 | gcggccgcatgtggaaattcaacaaaaagc | NotI |
| *sls1* 下游引物 | gcggccgcgcttaaaacatcattgataaagg | NotI |
| *his3* 上游引物 | ccgtcataacacagtcctttcccg | EcoRI |
| *his3* 下游引物 | ccggcattaccttgtcatcttcagtatc | EcoRI |

表 5-3  PCR 反应体系

| | |
|---|---|
| 10×PCR 缓冲液 | 5μl |
| 模板 DNA | 1μl |
| 上游引物（10μmol/L） | 2μl |
| 下游引物（10μmol/L） | 2μl |
| dNTP 混合物（2mmol/L） | 4μl |
| 高保真 DNA 聚合酶（2U/μl） | 1μl |
| 去离子水 | 35μl |

(4) 将 PCR 扩增目的片段利用核酸纯化试剂盒纯化回收。

(5) 利用 pMD18-T simple 试剂盒将所纯化的 DNA 片段进行重组质粒构建。

(6) 利用 EcoRI 核酸内切酶分别处理 pMD18-T simple_*sls1* 基因和 pMD18-T simple_*his3* 基因，然后利用 T4 DNA 连接试剂盒将 *his3* 基因片段插入 pMD18-T simple_*sls1* 基因，从而获得 pMD18-T simple_*sls1*::*his3* 重组质粒。

(7) 利用核酸内切酶 NotI 处理 pMD18-T simple_*sls1*::*his3* 重组质粒，将 *sls1*::*his3* 核酸序列获得，用于突变酵母菌的改造。

**2. 酿酒酵母菌株的复苏活化**

(1) 从低温冰箱（一般菌种保存于 –80℃超低温冰箱）中将保存的菌种取出，利用一次性塑料接菌环挑取少量菌液分别在 GYP 固体培养基、GlyYP 固体培养基和其他特定添加了不同氨基酸（Ura、Lue、Ade 和 His）的 GMM 固体培养基上划线。

(2) 将划线后的固体培养基倒置于 30℃恒温培养箱中培养 3～5 天，并且定期观察菌株在培养基上的生长情况（注意：复苏活化后的酿酒酵母可以在 4℃环境中保存 2 周左右）。

### 3. 突变菌株的筛选培养

(1) 利用一次性无菌塑料接菌环将所选中的酵母菌株移至 4ml GYP 液体培养基中，30℃恒温摇床培养 18～20h。

(2) 将 4ml 菌体培养液倒入 50ml 新鲜 GYP 液体培养基中，30℃恒温摇床培养 6h 左右（$OD_{600}$ 值为 0.8～1.0 为佳）。

(3) 在 4℃环境下，利用高速离心机以 5000r/min 将菌体培养物离心 10min，去沉淀物并弃上清液。

(4) 加入 8ml 无菌磷酸缓冲液重悬沉淀物，4℃环境下以 5000r/min 将菌体培养物离心 10min，保留沉淀除去上清液。

(5) 加入 8ml 无菌 TE/LiAc 缓冲液，4℃环境下以 5000r/min 将菌体培养物离心 10min，保留沉淀除去上清液。

(6) 将沉淀利用 600μl 无菌 TE/LiAc 缓冲液进行重悬。

(7) 在重悬的菌体培养物中吸取 100μl 移至新的 PE 管中，加入 1μg 质粒及 5μl 10mg/ml 经超声处理的变性小牛胸腺 DNA。

(8) 在完成上一步实验操作后，快速加入 300μl 浓度为 50% 的 PEG4000，涡旋震荡混匀，而后在 30℃环境下静置 45min 进行培养。

(9) 将 45μl 的 DMSO 溶液加入静置培养物中，轻柔上下颠倒若干次。将混合物置于 42℃水浴中热激 5min，然后迅速置于冰上 2min 进行冰浴。

(10) 将上述实验混合物以 5000r/min 离心 5s，弃上清液。利用 800μl 无菌磷酸缓冲液洗涤 2～3 次。

(11) 将上述实验混合物以 5000r/min 离心 5s，弃上清液。加入 800μl GYP 培养基，在 30℃环境中培养 2h。

(12) 将上述实验混合物以 5000r/min 离心 5s，弃上清液。利用 800μl 无菌磷酸缓冲液洗涤 1 次。

(13) 将上述实验混合物以 5000r/min 离心 5s，弃上清液。利用 1ml 无菌水重悬离心产物，吸取 200μl 菌体培养物置于添加了相应氨基酸的 GMM 选择培养平板上进行涂板。将 GMM 培养平板置于 30℃恒温培养箱中培养 3～4 天。

(14) 待菌落形成后，重新挑选菌落，并且在新的 GMM 选择培养平板上重新划线培养。随后进行相关试验鉴定工作。将鉴定合格的目标菌株重悬于含浓度为 15% 的甘油 GYP 液体培养基中，长期保存于 −80℃超低温冰箱。

（五）提示与注意事项

1. 若利用单酶切策略来线性化载体，需要对酶切后的线性化载体进行去磷酸处理，避免线性化载体在与目标基因片段连接过程中发生载体自连反应。

2. 若实验室没有配备超声破碎仪，可利用煮沸的水浴对小牛胸腺 DNA 处理 5min，处理后迅速放置于冰上进行冰浴处理。

## 三、针对持留菌的免疫荧光与激光共聚焦技术

（一）原理与背景

随着免疫学、显微观察技术及生物化学技术的不断发展，研究人员对微生物或者细胞内部蛋白分布及蛋白功能的探索已经无法被常规检测实验技术来满足了。免疫荧光技术就是基于上述三个领域新技术的发展而衍生出来的。其工作原理是借助免疫学中抗原抗体特异性结合反应的特性，在特异性抗体上利用生物化学技术将荧光化学基团与之结合，然后利用这种特异性带有荧光化学基团的抗体分子作为分子探针来检测细胞、组织或者微生物中的目标抗原分子。借助荧光显微技术可以实现对荧光分子探针所结合的目标蛋白在细胞、组织或者微生物体内的定位观察。此种技术也可以扩展到流式细胞术的相关分析研究中。在进行免疫荧光检测分析的过程中，主要实验操作包括细胞（微生物）定殖于盖玻片上、对细胞（微生物）固定、通透化处理、封闭、抗体孵育及荧光信号的检测等。其中，细胞（微生物）爬片准备的好坏对后续实验结果影响很大，需要认真操作。激光扫描共聚焦显微镜（laser scanning confocal microscope，LSCM）是利用激光发生器为光源，基于传统光学显微镜的基础上采用共轭聚焦的工作原理和仪器装置，并利用显微镜对目标观察进行数字图像处理的一套观察、分析和输出系统。

免疫荧光检测的操作步骤如下。

1. **爬片的制备** 将单层生长的真核细胞或者具有生物活性的微生物（如持留菌）接种于预先处理过的盖玻片上。待真核细胞接近长成单层后取出盖玻片，完成爬片的准备；或者将微生物（持留菌）直接制备涂片。

2. **细胞（微生物）固定** 可利用交联试剂或者有机溶剂两种方法来进行固定处理。交联试剂（如多聚甲醛）可通过自有氨基酸基团形成分子间桥连，进而形成一

种抗原相互连接的网络结构。有机溶剂（如丙酮）可除去类脂物质，并且使细胞充分脱水，同时将细胞结构蛋白沉淀。与有机溶液相比，交联试剂对于细胞结构完整性具有很低的破坏作用，但是抗原抗体反应的强度会受到一定的影响。

**3. 通透性处理**　相关实验通常利用除垢剂来实现的。常用的除垢剂包括 NP-40、Triton、Tween-20 等。选择通透剂应充分考虑目标抗原蛋白质的理化性质。通透时间一般控制在 5～15min。

**4. 封闭处理**　为了降低抗体的非特异性结合反应，必须利用封闭液对通透处理后的实验样品进行封闭处理。最常用的封闭液为浓度 1% 的 BSA 溶液或者 10% 的二抗种属相同的血清溶液。封闭处理时间一般为 1h。

**5. 抗体孵育**　一抗的孵育一般是按照抗体试剂说明书进行一定比例稀释后，在室温孵育 1h 或者 4℃过孵育。间接免疫荧光需要使用带有荧光分子的二抗来特异性识别一抗分子。二抗的孵育一般在室温条件下避光孵育 1h。每次抗体孵育后均需要利用磷酸盐缓冲液进行洗涤处理。

**6. 封片及荧光信号的观察**　标记好荧光的真核细胞或者微生物（如持留菌）的爬片可以利用荧光显微镜（或者激光共聚焦显微镜）直接观察、拍照和统计学分析等。

（二）实验试剂

1. 固定液的成分：磷酸盐缓冲液、4% 多聚甲醛、0.2%Triton X-100。

2. 一抗工作液：利用磷酸盐缓冲液进行 1∶2000 稀释。

3. MitoTracker Red 染料。

4. 封闭液组分：1ml 磷酸盐缓冲液中含有 50μl 4% 的小牛血清、1μl 0.1% 的 Triton X-100、0.2mol/L 的甘氨酸。封闭液需要在 4℃保存。

5. 带有荧光标记分子的二抗工作液：利用磷酸盐缓冲液对 Alexa Fluor 488 标记亲和纯化山羊抗小鼠 IgG（H+L）二抗进行 1∶800 稀释。

6. 含有细胞核染料（DAPI）的封片液（甘油）。

（三）实验器材

1. 盖玻片、离心管、6 孔板、玻片架、离心机、恒温振荡器。

2. 激光扫描共聚焦显微镜。

（四）实验操作步骤

1. **样品准备**　在 6 孔板接种细胞前将标准盖玻片置于其中，然后接种 $7 \times 10^5$ 个细胞，过夜培养，待细胞汇合度达到 80%～90%。

2. **MitoTracker Red 染色**

(1) 将 6 孔板中的细胞培养基弃除，加入终浓度为 70nmol/L 的 MitoTracker Red 染色剂，在 37℃ 条件下孵育 30min。

(2) 除去 MitoTracker Red 染色剂，用预热至 37℃ 的新鲜细胞培养基洗涤爬片上的细胞 3 次，每次作用 5min。

(3) 置于光镜下观察爬片上的细胞损耗程度。

3. **细胞的固定与通透处理**

(1) 固定液的配制。

(2) 在室温条件下，往含有爬片的 6 孔板中加入 500μl 固定液，作用 15min。静置过程中偶尔轻柔摇动。

(3) 将固定液弃除，而后利用磷酸盐缓冲液进行 3～5 次洗涤处理，每次洗涤 5min。

4. **荧光抗体对目标蛋白的检测**

(1) 对爬片上的细胞进行封闭：在室温条件下，利用封闭液对爬片上的细胞进行封闭处理，在封闭过程中需要将 6 孔板利用铝箔纸等避光材料进行避光处理。

(2) 对爬片上的细胞进行一抗孵育处理：弃去封闭液，按照每孔 300μl 加入稀释好的一抗（利用封闭液作为抗体稀释液）。在 4℃ 条件下过夜孵育。将一抗孵育液弃除，并且对爬片的细胞进行 5 次磷酸盐缓冲液的洗涤，每次 5min。

(3) 对爬片上的细胞进行二抗孵育处理：在室温条件下，利用磷酸盐缓冲液对标记有荧光基团的二抗进行 1∶500 稀释处理，每孔加入 300μl 稀释好的二抗溶液，孵育 1h。孵育结束后除掉二抗溶液。在避光条件下，利用磷酸盐缓冲液对爬片细胞洗涤 5 次，每次 5min。润洗的时间要充足，以降低非特异性结合造成的假阳性信号。

5. **对爬片上的细胞进行核染色处理**

(1) 除去爬片细胞上的磷酸盐缓冲液。为了最大限度除去磷酸盐缓冲液，将细胞面朝上方，置于吸水纸上，避光晾干。

(2) 在空白载玻片上滴加少量含有 DAPI 的封片液，而后将附着细胞一面的盖玻片与封片液接触，此过程应避免产生气泡。

6.**观察标本的特异性荧光信号强弱程度**　利用激光扫描共聚焦显微镜（或者荧光显微镜）观察标本的特异性荧光信号强弱程度。所照的图片信息可利用 Image J 等图像编辑软件进行分析。

（五）提示与注意事项

1.爬片上细胞或者微生物进行固定处理的目的包括防止生物体从爬片上脱落，去除干扰抗体 – 抗原特异性结合的类脂。

2.利用多聚甲醛固定细胞后，通常需要对细胞进行通透处理。

3.通透、NP-40 及 Triton 均是强除垢剂，能够破坏细胞核膜，适用于细胞核抗原检测。

4.进行免疫荧光检测的实验流程通常为先固定后通透。

5.凡是利用荧光分子标记的抗体进行孵育时，必须避光操作和处理。

6.凡是涉及洗涤处理时，必须要保证不损伤大部分细胞或者微生物的前提下充分洗涤。

## 四、核酸探针筛选基因文库的实验操作

（一）原理与背景

将具有互补性的特定核酸序列的单链 DNA 或者 RNA 混合在一起，其对应的互补核酸区段就会通过退火形成双链结构。核酸探针筛选持留菌基因文库就是用标记的 DNA 探针对持留菌克隆（或者噬菌斑）进行杂交筛选。

先将噬菌体与敏感持留性宿主菌混合在半固体培养基中，再将半固体培养基置于固体培养基上，使半固体培养基能够在固体培养基上均匀地凝固。宿主菌就在半固体培养基中生长，最终可在凝固的半固体培养基表面形成一层菌苔。特异性噬菌体能够在菌苔中增殖，在菌苔表面形成单独透明的圆形斑块，即噬菌斑。

在形成噬菌斑的平板上，轻缓地将硝酸纤维素膜置于平板上凝固的半固体培养基表面。借助毛细效应的原理，使在凝固的半固体培养基上形成的噬菌斑和 DNA 转印到硝酸纤维素膜表面，从而获得与培养平板上形成噬菌斑布局一致的复制品。碱变性处理后，通过烘烤使噬菌体 DNA 与硝酸纤维素膜紧密结合，然后可供含有

标记分子的 DNA 探针进行核酸杂交反应。经过洗涤来清除未进行特异性互补配对的 DNA 探针分子，而后对硝酸纤维素膜进行显影曝光。将胶片与原始的培养平板比对分析后，从平板上形成的噬菌斑中选出阳性的斑块做后续实验分析。这就实现了从持留菌基因组文库中获得所需要的目标基因。

在进行核酸探针杂交实验的过程中，核酸探针的长度设计及与靶基因之间互不配对的特异性强度是杂交实验成败的关键因素。按照实验设计原理，核酸杂交反应的特异性结合需要至少 50bp 碱基片段中高于 80% 的碱基与靶基因特异性互补配对。此外，在选择文库类型进行持留菌目标基因筛选需要根据实际情况来定。若需要鉴定参与持留菌基因表达调控的靶基因序列，需要选择基因组文库来实施核酸探针杂交实验。如果需要明确靶基因表达产物的氨基酸序列，可以选用 cDNA 文库进行核酸探针杂交实验。

（二）实验试剂

1. LB 低熔点琼脂糖培养基、LB 液体培养基、LB 固体培养基、10mmol/L 硫酸镁溶液和 100g/L 麦芽糖溶液。

2. 氯仿、2×SSC 溶液、荧光标记的 dCTP 和 10mg/ml 鲑鱼精子 DNA。

3. SM 溶液的成分：20mmol/L Tris-HCl（pH 7.5）、10mmol/L MgSO₄、100mmol/L NaCl。

4. 变性剂的成分：1.5mol/L NaCl 和 0.2mol/L NaOH。

5. 中性溶液的成分：0.4mol/L Tris-HCl（pH 7.5）和 2×SSC 溶液。

6. 50×Denhardt 溶液：1% 聚乙烯吡咯烷酮（PVP-360）、1% BSA、1% 多聚蔗糖（Ficoll 400）、1% 牛血清白蛋白（BSA）。

7. 预杂交试剂的成分：6×SSC 溶液、1g/L SDS、5×Denhardt 溶液、100μg/ml 加热变形的鲑鱼精子 DNA 分子。

8. 杂交试剂：预杂交试剂和荧光分子标记的探针分子。

9. 2×洗膜缓冲液的成分：2×SSC 与 1g/L SDS。

（三）实验器材

裁剪硝酸纤维素膜的剪刀、平头小镊子、硝酸纤维素膜、平皿、烤箱、恒温水浴锅、恒温培养箱、分子杂交炉及紫外线交联仪。

（四）实验操作步骤

**1. 宿主菌的准备**

(1) 将 200μl 浓度为 100g/L 的麦芽糖溶液加入 20ml LB 液体培养基。

(2) 在 37℃条件下，对宿主大肠杆菌进行过夜培养。利用离心机以 4000r/min 的离心力离心菌体培养物 10min。

(3) 弃除离心上清液，利用 7ml 浓度为 10mmol/L 的 $MgSO_4$ 重悬离心沉淀。

(4) 以 100μl 规格将重悬菌体培养物进行分装，并且置于 4℃环境中保存。

**2. 噬菌斑平板的制备**

(1) 准备 LB 固体培养平板，将平板置于 37℃环境中温育 2h 以上。

(2) 取出 100μl 菌体分装物，添加 7μl 稀释 1000 倍的基因文库（$1 \times 10^6$PFU），然后置于 37℃环境中温育 20min，确保噬菌体充分吸附在宿主菌上。

(3) 在平皿中倒入 15ml LB 固体培养基作为下层平板。

(4) 将噬菌体与宿主菌混合液倒入 6ml 低熔点琼脂糖凝胶中快速混匀（操作过程温度应在 45～50℃水域中，确保低熔点琼脂糖凝胶呈现熔化状态），并将混合液倒入预先准备的下层平板上。

(5) 室温条件下将平板静置 30min 左右，使上层平板充分凝固。

(6) 将平板置于 37℃恒温培养箱中过夜倒置培养。

(7) 将形成噬菌斑的平板放在 4℃环境中冷却 1h 以上，使上层培养基进一步硬化。

**3. 硝酸纤维素膜的准备**

(1) 准备尺寸合适的硝酸纤维素膜，做好标记并进行灭菌处理。

(2) 利用平头镊子将灭菌处理的硝酸纤维素膜平稳地平铺于形成有噬菌斑的顶层软胶表面，让膜与噬菌斑充分接触，利用针头在至少三处不对称部位上穿刺透过膜直至底层培养基，最后做好标记。

(3) 静置 1min 后，利用平头镊子平稳地将膜与上层软胶分离。将膜放置于滤纸上，并且保持含有 DNA 的膜面朝上。将形成噬菌斑的平板置于 4℃环境中保存。

(4) 继续保持含有 DNA 的膜面朝上，将膜转移至含有变性溶液的器皿中处理 1min 后，在将膜转移至中和溶液中处理 5min。

(5) 利用 $2 \times SSC$ 溶液处理膜后，继续保持含有 DNA 的膜面朝上，将其转移至滤纸上自然干燥。

(6) 将自然干燥的膜利用两张滤纸夹持，在 80℃烤箱中处理 2h，使 DNA 稳定固着于膜表面。

### 4. 探针标记

(1) 将探针 DNA（20ng～1μg）用水定容至 12μl，加入 2μl 随机引物。

(2) 加热至 95℃作用 5min 后，迅速移至冰上冷却。

(3) 加入 2.5μl dNTP 溶液、2.5μl 聚合酶缓冲液、5μl DNA 聚合酶。

(4) 添加 5μl $^{32}$P 标记的 dCTP（50μCi）。

(5) 将温度控制在 50～55℃条件下保温 10min。

(6) 使用前预先在 95℃环境中加热处理 5min，而后快速置于冰中冷却。

### 5. 核酸杂交反应

(1) 在沸水中将 1ml 浓度为 10mg/ml 鲑鱼精子 DNA 加热处理 10min 后，迅速置于冰上冷却。

(2) 在预杂交溶液中放入附着有噬菌体 DNA 的硝酸纤维素膜，而后加入 1ml 步骤 1 中所涉及的鲑鱼精子 DNA 溶液。在 42℃条件下进行 2h 杂交反应。

(3) 移除预杂交溶液，并且补充新鲜的预杂交反应液，加入步骤 1 中所涉及的鲑鱼精子 DNA 溶液。

(4) 加入 25μl 的 $^{32}$P 标记的核酸探针。

(5) 在核酸杂交炉中进行核酸链杂交反应。条件为 42℃过夜反应。

(6) 弃除杂交反应液，并在 50℃环境中利用洗涤液洗涤 3 次，每次洗涤持续 20min。

(7) 洗涤后的硝酸纤维素膜用塑料薄膜包裹后，移至暗室中进行 X 线胶片曝光。曝光条件为 -80℃条件进行放射自显影曝光。

(8) 将曝光的 X 线胶片与对应的形成噬菌斑的培养平板进行比对分析，确定阳性克隆的噬菌斑在培养平板上的位置，从而初步确定阳性克隆的噬菌斑位置。

### 6. 噬菌斑中噬菌体 DNA 的提取

(1) 对准阳性克隆噬菌斑的位置，利用无菌的玻璃吸管进行穿刺吸取噬菌斑中的液体。

(2) 所吸取的噬菌斑中的液体转移至 500μl SM 溶液中轻柔混合，然后加入 20μl 氯仿溶液。

(3) 将上述溶液置于室温条件下静置 1h，使噬菌体充分从琼脂中扩散出来，形成噬菌体悬液。

(4) 宿主菌的制备。

(5) 进行噬菌斑平板的制备。只是需要注意的是，噬菌体悬液要代替基因组文库，并且保证噬菌体来源于单克隆噬菌斑中。

(6) 继续开展实验操作。

(7) 利用无菌玻璃吸管穿刺特异性单克隆噬菌斑，转移至 500μl SM 溶液中轻柔混合，然后加入 20μl 氯仿溶液。

(8) 室温条件下静置 1h，使噬菌体颗粒从琼脂中扩散出来，获得从单克隆噬菌斑中的噬菌体悬液。

(9) 噬菌体 DNA 的提取利用商品化试剂盒进行提取。

(10) 利用 PCR 扩增技术对噬菌体中目标基因片段进行特异性扩增。

（五）提示与注意事项

1. 无菌处理后的硝酸纤维素膜在平铺在形成噬菌斑的软层培养基表面时，必须避免形成气泡，并且保持膜表面的清洁。

2. 利用低熔点琼脂糖凝胶的理化特性，在不破坏噬菌体生物活性的前提下使其在溶胶中充分混匀。此外，要平整地铺在固体培养基表面，以防影响后续铺膜等实验结果。

## 五、荧光活化细胞分选的实验操作

（一）原理与背景

荧光激活细胞分选技术（fluorescence-activated cell sorting，FACS）的核心就是利用特异性荧光分子标记物对目标蛋白进行识别，而后流式细胞仪按照荧光信号所属细胞来进行高效分选的方法。基于所染荧光分子基团类型的不同，利用 FACS 技术可以同时实现群体细胞进行多个亚群的分选。例如，分别表达两种细胞标志物的细胞可以分别利用 FITC– 偶联抗体和 PE– 偶联抗体进行特异性识别并分选（图 5-4）。当前持留菌研究中，将持留菌高效分选纯化出来是一个决定后续相关研究分析成败的关键因素。FACS 凭借自身的优势已经成为检测持留菌生理特点的权威方法。例如，以荧光蛋白表达量水平的变化为定量分析标准，可以利用 FACS 技

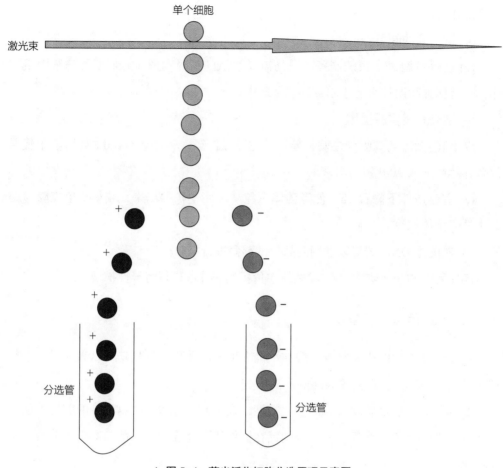

▲ 图 5-4 荧光活化细胞分选原理示意图

术将群体细菌按照实验设计要求分选到不同实验组。同时，FACS 技术还能够反映出持留菌表型分布的特点，并且持留菌表型与常规细菌表型存在明显的不同。基于实现对持留菌表型特征的定量分析，FACS 技术还能够对持留菌的异质性进行定量分析。

下面将讲述如何利用 FACS 技术对持留性大肠杆菌代谢产物及处于对数生长期的菌体分解状态进行定量分析。

（二）实验试剂

1. **菌株** 利用持留性大肠杆菌 MG1655 代谢产物和处于对数生长期的菌体分裂状态来进行 FACS 的分选和数据分析。所要分选的两种生物表型是将大肠杆菌 MG1655 基因组中 *lacI* 启动子的位置被 *lacI*<sup>q</sup> 取代且利用 *T5p-mCherry* 基因进行填补。

2.**培养基** LB 液体培养基、2×LB 液体培养基、LB 琼脂糖培养基及磷酸盐缓冲液。

3.**抗生素** 浓度 200μg/ml 氨苄西林或者浓度 5μg/ml 氧氟沙星。

（三）实验器材

1. 96 孔圆底培养板。

2. 0.22μm 规格的除菌滤器、1.5ml 规格的 EP 管、5ml 聚苯乙烯圆底试管及配套盖子的 BD Falcon 35μm 细菌染色用试管。

3. 离心机、流式细胞仪、恒温培养箱及恒温摇床。

（四）实验操作步骤

1.**检测荧光染料对菌体培养物的影响**

(1) 从 -80℃超低温冰箱取出保存的菌种接种于 2ml 培养基中过夜（16~20h）培养活化。

(2) 将过夜活化的培养物转接于新鲜培养基中进行稀释，获取 $OD_{600}$ 读值为 0.1 左右的菌体培养物。

(3) 将处于对数生长期的 1ml 菌体培养物转移至试管中。

(4) 将 90μl 无菌磷酸盐缓冲液与 10μl 菌液混合均匀，而后涂布于 LB 琼脂平板上，待单克隆菌落形成。

(5) 将 1ml 菌体培养物中加入 1μl 浓度 1mmol/L RSG 染料，在室温下避光静置 30min。阴性对照的设定为 1ml 菌体培养物避光在室温条件下静置 30min。

(6) 将 10μl 阴性对照样品与 10μl RSG 染色后的样品分别加入 90μl 磷酸盐缓冲液混匀，而后涂布于 LB 琼脂平板上。当单克隆菌落形成后，经过 RSG 成功染色的克隆菌将呈现出来。

(7) 将 10μl 现用现配的 100 倍抗生素存储液分别加入阴性对照样品与 RSG 染色后样品中轻柔混合均匀，而后置于 37℃环境中以 250r/min 的速度进行震荡培养。在震荡培养的过程中，按照实验计划的时间点进行培养物的取样工作。

(8) 每个时间点取出的样品在小型离心机中以 21 130g 离心 3min。弃除 900μl 上清液，再补加 900μl 磷酸盐缓冲液。反复进行培养物的洗涤，直至抗生素的浓度低于 MIC 值。

(9) 当抗生素浓度低于 MIC 值时，无须加入 900μl 磷酸盐缓冲液，而是将残留的培养液对菌体培养物进行重悬。从而实现对菌体培养物的 10 倍体积浓缩。从 10 倍体积浓缩的菌体悬液中吸取 10μl 并与 90μl 磷酸盐缓冲液充分混合。吸取 10μl 混合液涂布于 LB 琼脂平板上。此外，为了提高检测限，将剩余的 90μl 混合液涂布于另一个 LB 琼脂平板上。

(10) 对染色处理与阴性对照进行菌落形成单位的计数。计算分析菌落形成数量分别在 10 倍浓缩培养物中的占比及阴性对照中的占比。

**2. 测定荧光蛋白对菌体分裂增殖及菌体持留性表型的影响程度**

(1) 将 −80℃ 保存的含有 25% 葡萄糖的菌体培养物转移至试管，并在 37℃ 条件下利用 1mmol/L IPTG 在 250r/min 转速下进行过夜诱导培养。

(2) 以 21 130g 离心力，利用离心机对 1ml 培养物进行离心处理，弃除上清液。利用 1ml 新鲜培养基对沉淀物进行重悬。

(3) 利用新鲜培养基将重悬菌液的 $OD_{600}$ 值降至 0.01 时，将稀释菌液在 37℃、250r/min 转速下进行培养。

(4) 当菌体处于对数生长期时，按照实验设计的时间点进行取样。

(5) 分别从两种处理方式的菌液中吸取 10μl 样品，而后加入 90μl 磷酸盐缓冲液中混匀，涂布于 LB 培养平板上。所形成的菌体形成单位的数量反映出未经抗生物处理过的菌体培养物中菌体的总数。同时，这也反映出荧光蛋白对菌体培养的影响程度。

(6) 鉴定荧光蛋白表达的菌体与野生型菌体中持留菌形成的水平变化。

**3. 在适量菌体数量的条件下，对持留菌生理性状进行定量分析**

(1) 进行未经 RSC 染色和 RSC 染色后菌体持留菌数量的分析。

(2) 进行野生型菌体和表达荧光蛋白的菌体持留菌数量的分析。

(3) 利用抗生素处理菌体培养物后，在 0h（未经抗生素处理）和抗生素处理 5h 两个时间点进行菌落形成蛋白数量的测定。

**4. 制备用于荧光活化细胞分选实验的样品**

(1) RSC 染色。

(2) 利用荧光蛋白的表达水平来反映菌体分裂的活力。

(3) 进行菌体过夜培养物与对数生长期菌体培养物的操作。

(4) 根据菌体分裂的性质在规定时间点对 1ml 样品进行收集，并利用培养基将菌体浓度调节至每毫升 $10^7$ 个菌体。

(5) 对于阳性样品，利用培养基稀释至符合流式细胞仪所要求的菌体浓度（约每毫升 $10^7$ 个菌体）。

(6) 阴性样品源于未加 IPTG 过夜培养的菌体培养物。

(7) 利用含有 50μg/ml 氯霉素的新鲜培养基来稀释过夜菌体培养物进行培养，而后将 1ml 样品利用荧光信号分选技术（流式细胞仪）来进行分析处理。

**5. 分选出的菌体进行可培养性与持留性分析**

(1) 开启流式细胞仪让激光发生器预热，并按照操作手册使待检液体在管道中流速稳定。激光器的激发波长采用 488nm、滤光片吸收波长采用 530nm 可有效检测含有 RSC 染料的菌体。

(2) 参数设定：侧向角散射值（side scatter，SSC）、前向角散射（forward scatter，FSC）和以对数形式反映的荧光参数。

(3) 以 FSC-A 和 SSC-A 建立直角坐标系，利用流式细胞仪所具有的系统软件将荧光信号参数以点的形式体现在坐标系中。

(4) 利用预先 0.22μm 滤膜过滤处理的磷酸盐缓冲液清洗流式细胞仪的上样口及内部管路。

(5) 调节前向和侧向角散射光电倍增管的电压及侧向角散射的阈值。

(6) 除去流失细胞仪管路中的磷酸盐缓冲液，并利用去离子水洗涤内部管路。

(7) 将无荧光且处于对数生长期的菌体试管置于流失细胞仪上样口，并且调节前向和侧向角散射光电倍增管的电压来实现将菌体特征信号呈现到坐标系上。同时，要确保电子噪点维持在一个很低的水平。

(8) 用去离子水洗涤流式细胞仪内管中残存的菌液样品，然后利用磷酸盐缓冲液再次洗涤内管。确保电子噪点的信号降低至正常标准以下。

(9) 对内管洗涤后，对无荧光信号的细菌进行上样处理，评估菌体自身荧光信号的强度。调节光电倍增管的电压参数是将阴性对照所产生的荧光信号作为很低的本底值。

(10) 利用流式细胞仪对阳性样品上样分析。

(11) 利用流式细胞仪对其他对照样品来鉴定 RSG 染料所反映出来的菌体代谢活动，或者确定荧光蛋白在实验过程中不会被降解。

(12) 利用流式细胞仪上样分析待检样品。设定好相关参数，利用试管接取流式细胞仪分选出来的菌体。为了保证结果的稳定性，实验操作人员需要在每次收集菌体后对流式细胞仪的管路进行清洗。

(13) 利用流式细胞仪对分选出来的菌体进行可培养性与持留状态等生物表型分析。

（五）提示与注意事项

1. 实验操作中所使用的试管数量由实验设计中的菌体种类与数量来确定。对于每个时间点，使用一根试管。

2. 由于多数流式细胞仪对细菌大小的检测已经接近仪器的检测限了，因此利用荧光分选技术来研究细菌持留性时，要预先在系统中将菌体与电子噪点相区别。此外，对流式细胞仪的光电倍增管的电压与系统阈值的优化有助于降低或者消除电子噪点对分析带来的干扰。

3. 磷酸盐缓冲液在流式细胞仪中的流动过程所产生的最小电子噪点可作为侧向角散射阈值的参考。

## 六、微型液滴矩阵对持留菌的检测与收集

（一）原理与背景

由于持留菌在正常菌群中含量较低并且对多种抗生素具有极强的耐受性，这使其与同源常规细菌形成了鲜明的差异。利用能够精微筛选单个菌体的精微操作仪可以将持留菌从常规菌群中分离鉴定。多数精微操作仪的工作原理是菌液在微流体通道内形成微型液滴，并且依赖微流体通道和配套的阀门来进行分选控制。

下面将介绍一种操作简易且直观的毫微微升液滴阵列系统进行单细菌的检测及持留菌分离实验方法。由于菌体可在微滴中长期存在，此方法可以实现单菌体的分选与鉴定。

（二）实验试剂

铜绿假单胞菌菌株 PAO1、二钠盐、胰酪胨大豆肉汤培养基、羧苄西林、氟化油、电子束抗蚀剂（Electro beam resist，ZEP520A，ZEON）、电子束抗蚀剂稀释液（Electron beam resist thinner，ZEP-A，ZEON）、电子束抗蚀对比剂（Electron beam resist developer，ZED-N50，ZEON）、电子束抗蚀洗涤剂（Electron beam resist rinse，ZMD-B，ZEON）、铬蚀刻剂（Chromium etchant，Kanto Chemical）、电子束抗蚀剂的洗涤剂（Electron beam resist remover，ZDMAC，ZEON）、光致抗蚀剂（Photoresist，AZ P4903）、光致抗蚀对比剂（photoresist developer，AZ 300MIF 对比剂）。

（三）实验器材

1. 微量移液器。

2. 直径为 2.5 英寸表面电镀铬的小格子（Clean surface technology Co.）。

3. 匀胶器（MS-A100，Mikasa）。

4. 电子束光刻系统（Electron beam lithography system，JSM 6390，JEOL 和 SPG 724，Sanyu Electron）。

5. 直径为 30mm、厚度为 0.17mm 的显微镜盖玻片。

6. 规格为 9wt%、M 型的氟化聚合物 CYTOP 玻璃。

7. 光刻曝光机（ES410s，SAN-EIELECTRIC）。

8. 离子反应蚀刻器（RIE-10NR，Samco）。

9. 直径为 35mm 的一次性塑料培养皿。

10. 直径为 20mm 的钻床。

11. 环氧树脂黏合剂（Epoxy adhesive，Araldite AR-R30，NICHIBAN）。

12. 裁剪用小刀。

13. 水浴式超声清洗仪。

14. 倒置显微镜与显微操作仪。

15. 规格为 75μl 的毛细管（Drummond Scientific）。

16. 微量推针泵（Puller，Model PC10，Narishige）和煅针器（microforge，MF900，Narishige）。

17. 压力检测器（Femtojet，Eppendorf）。

（四）实验操作步骤

**1. 微型光掩膜的制备**

(1) 将电子束抗蚀剂利用稀释液进行 1.4 倍（w/w）的稀释处理。稀释后的电子束抗蚀剂装入镀铬的微槽内，然后利用匀胶器将电子束抗蚀剂均匀涂布于微槽的表面。在 180℃条件下烘焙 3min。

(2) 将均匀涂布有电子束抗蚀剂的镀铬微槽放置于电子束蚀刻系统中，按照剂量（72μC/cm²）、电压（30keV）、电流（1000pA）进行操作。

(3) 将镀铬的微槽在电子束抗蚀对比剂中浸泡 1min。

(4) 利用电子束抗蚀洗涤剂洗涤微槽并吹干。

(5) 利用铬蚀刻剂在表面进行湿法蚀刻。

(6) 利用电子束抗蚀剂的清洗剂去除电子束抗蚀剂。

2. CYTOP 包被

(1) 将显微镜的盖玻片利用槽式超声仪在乙醇和超纯水中各洗涤 5min。室温条件下，将盖玻片置于 10mol/L 的氢氧化钾溶液中过夜处理。利用超纯水洗涤，然后在 180℃的条件下干燥处理后室温冷却。

(2) 将 75μl 的 CYTOP 滴在盖玻片上进行旋转涂敷处理。

(3) 在 80℃的条件下预烘焙处理 30min，然后在 180℃的条件下烘焙 1h。

3. 影印石板术

(1) 在包被有 CYTOP 的盖玻片上涂敷直径为 10mm 的光致抗蚀剂。

(2) 在 55℃的条件下烘焙 5min。

(3) 在 110℃的条件下烘焙 5min。

(4) 将光掩膜与底物表面接触，而后紫外线照射 35s。

(5) 将光掩膜放入显影液浸泡 6min。

(6) 超纯水洗涤光掩膜。

4. 除去光致抗蚀剂并加入氧电浆（氧等离子）体进行 CYTOP 蚀刻

(1) 在离子反应蚀刻装置中放入光致抗蚀剂包被的盖玻片进行氧电浆对 CYTOP 胶片的干性蚀刻。

(2) 利用丙酮对蚀刻后的盖玻片在水浴式超声仪中洗涤 3 次。每次洗涤时长 1min。

(3) 利用异丙醇洗涤 1 次盖玻片，然后吹干。

5. 自制微阵列装置

(1) 将底部钻有小孔的一次性培养皿进行孔周围毛刺的去除，并在水浴式超声仪中利用超纯水和乙醇各洗涤 5min。室温干燥。

(2) 在空洞周围利用环氧树脂胶进行涂敷，而后将疏水 / 亲水交替的微型阵列盖玻片黏在上面。其中涂敷 CYTOP 膜的盖玻片表面与环氧树脂粘连。

(3) 为了让一次性培养皿能与盖玻片更好地粘连，需要静置过夜。

#### 6. 菌体的制备

(1) 在 37℃ 的条件下，将铜绿假单胞菌 PAO1 的培养物在胰蛋白酶大豆肉汤培养基中培养。

(2) 在 37℃ 的条件下，将终浓度为 5mg/ml 的羧苄西林加入菌体培养物中混匀作用 3h。

(3) 富集菌体并利用新鲜培养基洗涤。最后，利用新鲜培养基重悬菌体，使其 $OD_{600}$ 值在 0.2～0.6。

#### 7. 含有单个菌体的毫微微升液滴阵列的制备

总体操作步骤可分为：菌液加到玻璃片底部形成液滴后，菌体沉降到油质层。彻底除净油质上层的菌体残留液，最后在油质层上方用水封闭来防止液滴蒸发。

(1) 处理菌体样品，并且上样菌液应将微阵列的盖玻片完全覆盖，最后要放到装置上。

(2) 利用微量移液器将 1ml 氟化油加入靠近盖玻片附近的培养液中。其中，亲水的二氧化硅表面吸附有菌液，疏水面可被油质来进行填补。菌液形成的飞滴（直径 10μm 的液滴，每立方厘米大约含有 $3 \times 10^5$ 个微滴）通常不含有、含有 1 个或者几个菌体。

(3) 除去油质层上的残留菌液并将乙醇涂敷于油质层上。利用超纯水覆盖在油质层上来防止液滴的蒸发。

#### 8. 收集持留菌

(1) 利用煅针仪和微量推针泵组装一个内径为 10μm 的玻璃微量移液器。

(2) 利用光学显微镜观察含有菌体的微型液滴的位置，并且分析持留菌在微滴中的聚集程度。

(3) 在收集持留菌之前，玻璃微量移液器中吸入新鲜培养基，并且通过微量推针器设定玻璃微量移液器中压力为正值。将玻璃微量移液器通过油层上的水层直接伸入油层并靠近含有持留菌的微滴。当玻璃微量移液器接近含有持留菌的微滴时，通过微量推针器将玻璃微量移液器中的压力调整为零，并且让移液器的尖端接触到目标微滴。通过毛细管的虹吸效应将目标微滴迅速吸入玻璃针管中。

(4) 在 37℃ 的条件下，将玻璃微量移液器中收集的微滴进行培养。

（五）提示与注意事项

1. 在做飞升级别的微液滴阵列的相关实验操作的过程中，密度高于水的氟化油的使用是必须的。

2. 鉴于包被 CYTOP 膜的表面摩擦力很弱，光致抗蚀剂均匀涂敷于盖玻片中心位置对后续实验非常重要。

3. 转速 4500r/min 的均胶器旋转涂敷 1s 对于清除残留在包被了 CYTOP 涂层盖玻片上多余的光致抗蚀剂很重要。

4. 在将玻璃微量移液器的针头插入水层之前，一定要将针头中液体的压力调为正值。这可以让培养基缓慢流出进入水层，阻止污染。此外，由于水和油表面的张力存在压抑，培养基流动能够在油层中自动停止。

## 七、生物被膜形成定量检测的实验方法

（一）原理与背景

利用 96 孔培养板作为体外定量分析菌体生物被膜形成及不同因素（如化学组分）对生物被膜形成的影响程度是一种简单快捷的实验策略。其优点为：①大多数实验室均可开展 96 孔培养板进行微生物培养的相关试验，其试验成本相对较低和易操作；②利用 96 孔培养板培养生物被膜可节省相关试验材料，有效降低生物被膜培养试验的成本；③利用 96 孔培养板进行不同底物（如抗生素等）对生物被膜形成产生的影响可实现高通量检测；④利用 96 孔培养板在培养生物被膜形成的过程中可以按照具体实验要求来改变相关试验条件（如温度和湿度等）。目前，利用 96 孔培养板很容易通过培养板上菌落形成数量来实现对生物被膜形成程度的分析。这同时需要利用菌体进行特殊染色处理才能对生物被膜菌体总量及具有代谢活性且产生生物被膜菌体数量的计数。结晶紫染料（crystal violet，CV）是一种碱性常规染料，可以与细胞核中 DNA 和菌体表面多糖结合，从而使菌体进行着色。结晶紫染色法及刃天青检测法来分别用于评估范围面积或者单位体积内的生物数量和其代谢活性的菌体数目。此外，凭借 resazurin 化合物被菌体代谢物还原为 resofurin 化合物的生物学特性，将刃青天检测法与结晶紫染色法联合使用可在 96 孔培养板中实现对固着生长的菌群中持留菌的定量。

（二）实验试剂

无菌去离子水、无菌生理盐水、灭菌的液体培养基、结晶紫染液、刃天青储存液、浓度为 33% 的乙酸溶液。

（三）实验器材

底部为圆形的无菌 96 孔培养板、规格为 200μl 和 1000μl 的无菌枪头、电子移液器、联排移液器、高速离心机、10ml 规格的无菌移液管和锥形管、无菌培养皿、分光光度计、超声破碎仪、可针对 96 孔培养板的涡旋振荡器和离心机、恒温水浴摇床和恒温水浴锅。

（四）实验操作步骤

所有相关实验操作流程要在无菌环境下开展，并且适用于绝大多数需氧细菌生长增殖的实验。

**1. 诱导生物被膜形成**

(1) 在最优培养条件下，利用转速为 200r/min 的恒温水浴摇床将目标菌（如大肠杆菌）放置于液体培养基中培养 24h。

(2) 利用离心机以 4000g 离心力离心培养物 5min 后，弃除上清液。生理盐水对沉淀物进行有限稀释，从而使菌体培养物处于 $10^7 \sim 10^8$CFU/ml。

(3) 将无菌培养基分别加入 96 孔培养板的 A 行和 H 行，作为阴性对照。

(4) 加入 100μl 将稀释后的菌液于 B～G 行的所有孔中。

(5) 在优化后的最佳温度环境中，对 96 孔板进行 4h 孵育，使菌体充分固着于孔壁上。

(6) 将 96 孔板中的液体弃除，并加入 100μl 生理盐水对微孔进行洗涤。

(7) 弃除洗涤用生理盐水后，每孔中加入新鲜的 100μl 生理盐水，在最优温度条件下培养 20h。

**2. 结晶紫染色**

(1) 微孔中加入 100μl 浓度 99% 的甲醇溶液来固定生物被膜。

(2) 在室温下静置 96 孔板 15min 后弃除甲醇溶液。

(3) 将 96 孔板的盖子打开，使残留在微孔中的甲醇溶液充分挥发。

(4) 每孔加入 100μl 结晶紫溶液，室温孵育 20min。

(5) 利用自来水将结晶紫冲洗干净。

(6) 每孔加入 150μl 浓度 33% 的乙酸溶液来进一步将多余的结晶紫除去。

(7) 利用容纳 96 孔板的离心机以 500g 离心力进行至少 20min 的离心。

(8) 设定分光光度计的吸收值 λ=590nm，而后对 96 孔板进行读值。

### 3. 刃天青检测

(1) 将刃天青储存液缓慢溶解后取出 2.1ml，并且用生理盐水以 1∶6 的比例进行稀释。

(2) 将 120μl 稀释后的刃天青溶液加入微孔中。

(3) 按照优化好的培养温度和时间的条件下，对微量孔进行避光孵育。

(4) 以 λ=590nm 和 λ=560nm 的波长来对荧光信号进行读值。

(5) 计算净荧光信号值的平均值。

### 4. 清除生物被膜

(1) 为了更好地计算持留菌的数量，需要去除上清液中成熟的生物被膜成分。

(2) 利用 120μl 的抗生素溶液处理生物被膜。

(3) 待以最优培养时间孵育菌体培养物后，除去含有抗生素的溶液，并用生理盐水对生物被膜进行洗涤。

(4) 每孔中加入 100μl 生理盐水，而后利用封口膜将 96 孔板进行封闭。

(5) 在涡旋振荡器上，以 900r/min 的震荡速率对 96 孔板震荡 5min。

(6) 涡旋 5min 后，将 96 孔板置于超声破碎仪中处理 5min。

(7) 从 96 孔板中将一定量菌液吸至无菌离心管中。

(8) 每孔中加入 100μl 生理盐水，反复超声破碎和涡旋处理 96 孔板。

(9) 将菌体培养物从微孔中移至无菌离心管中，离心处理后，弃除上清液。

(10) 在离心沉淀中加入 10ml 生理盐水。

### 5. 菌落平板计数

(1) 将离心沉淀物重悬，并且按照 1∶10 比例进行稀释（如 1ml 菌液利用 9ml 生理盐水混合）。稀释后吸取 1ml 菌液涂布于培养平板进行培养。

(2) 选取一个能够有效进行菌落计数（生长 10~300 个菌落）的培养平板进行计数。

(3) 计算菌落形成单位。

（五）提示与注意事项

1. 彻底清除甲醇残留十分重要。甲醇清洗不能利用自来水进行清除，而是要在一个密闭的桶装容器中进行。

2. 对结晶紫染料的配制是依据特定菌体种属来进行的。96孔培养板中结晶紫的洗涤是在流动自来水中进行洗涤，然后自然风干。洗涤的废水需要收集后储存处理。

3. 浓度33%的乙酸溶液有效去除结合在菌体表面的结晶紫染料，因此充足的处理时间对乙酸溶液清除结晶紫染料非常重要。

4. 净荧光值的计算是要将阴性对照的荧光值作为参照进行的。

# 第6章 大肠杆菌持留性研究的常用实验技术

## 一、常规实验方法分析大肠杆菌持留状态的操作规程

（一）原理与背景

持留菌虽然会反复进入休眠状态，但是这不代表持留菌的代谢活性（如细菌壁合成、菌体蛋白表达或者DNA复制等）缺失，而是代谢活力降低了。这就使得针对菌体代谢活动的抗生素无法有效通过降低菌体代谢活性来对菌体杀灭。此外，所有休眠的持留菌中并不都是生理代谢活动十分衰弱的。例如，有些持留性大肠杆菌在对数生长期仍然能够耐受氟喹诺酮类药物的杀菌作用。有些持留菌虽然耐受破坏细菌壁合成药物的杀菌作用，但是氨基糖苷类药物却可以有效杀灭这些持留菌。这些都说明持留菌具有一个最低限度的蛋白质合成、代谢和膜转运的生理活性。持留菌可划分为两种表型。Ⅰ型持留菌在生长静止期处于休眠状态。Ⅱ型持留菌可在生长静止期处于新环境下重新增殖，并且其在持留菌群落中也是占主要地位的。在Ⅱ型持留菌形成的过程中，功能性压力反应途径（如ppGpp合成途径、营养缺陷和低浓度抗生素环境等）对此类型持留菌的形成发挥重要作用。综上所述，诱导持留菌的形成是持留菌研究中的重要环节，本章将叙述一种诱导大肠杆菌形成持留菌的通用实验步骤。

（二）实验试剂

LB琼脂培养基、LB液体培养基、磷酸盐缓冲液、氨苄西林、环丙沙星、加替沙星、诺氟沙星、氧氟沙星和二甲亚砜。

（三）实验器材

无菌锥瓶、恒温培养箱、恒温摇床、分光光度计、无菌接菌环和无菌EP管。

（四）实验操作步骤

**1. 大肠杆菌的 DMSO 保存液的制备**

(1) 将低温冷冻保存的 DMSO 大肠杆菌保存样品通过无菌接菌环划线培养至 LB 琼脂培养平板进行活化培养。

(2) 从 LB 琼脂培养平板上挑选新鲜菌落加入含有 2ml LB 液体培养基的 EP 管中，并在 37℃ 条件下震荡过夜培养。

(3) 把过夜培养的菌液按照 100 倍稀释处理至 20ml 的 LB 液体培养基中，并且在 37℃ 条件下震荡培养。培养期间，定时利用分光光度计对菌体浓度进行 $OD_{600}$ 的测定。

(4) 当菌液 $OD_{600}$ 的数值到达 0.6 时，在 9.2ml 菌体培养物中加入 0.8ml 的 DMSO 溶液，最终制备出大肠杆菌低温保存物。按照 100μl 进行分装，置于 −80℃ 可使大肠杆菌保存长达 3 个月。

**2. 过夜培养菌体培养物**

(1) 将灭菌后的 2ml LB 培养基转移至 EP 管中。

(2) 融解 DMSO 储存液，并且利用 50μl 的储存液作为起始培养基。这里需要注意的是，DMSO 储存液不能反复冻融和重复使用。

(3) 菌体培养物在恒温摇床以转速为 220r/min 和 37℃ 条件下进行 16h 培养。

**3. 利用抗生素处理大肠杆菌培养物**

(1) 将无菌 LB 液体培养基置于 100ml 无菌锥瓶中。加入 20μl 大肠杆菌过夜培养物。

(2) 在 37℃ 条件下，恒温摇床以转速为 220r/min 进行 3h 的大肠杆菌培养。

(3) 取出 100μl 菌体培养物进行菌落计数。

(4) 在菌体培养物中加入抗生素溶液（氨苄西林的浓度为 100μg/ml，环丙沙星、加替沙星、氧氟沙星和诺氟沙星的浓度分别为 5μg/ml）。利用恒温摇床将加入抗生素溶液的菌液在 37℃ 条件下继续培养。

(5) 利用新鲜的 LB 培养基对菌体培养物进行倍比稀释处理。

(6) 涂布于 LB 琼脂培养平板上 37℃ 过夜培养。

(7) 菌落计数分析持留菌形成的情况。单个持留菌随时间的延长可以复苏并重新繁殖。当持留菌复苏繁殖后，持留菌的克隆菌落可在稍后几小时形成。

（五）提示与注意事项

1. 常规高压灭菌的 LB 培养基可用于 DMSO 储存液的溶液。

2. 连续稀释的菌体培养物应转入独立的试管中。若利用 96 孔板进行连续稀释会使实验更加方便快捷。

3. 在利用抗生素对菌体进行杀灭处理后存留并形成单菌落是单个持留菌再次复苏增殖的表型体现。

## 二、优化实验方法进行大肠杆菌持留性分析的操作规程

（一）原理与背景

以抗生素处理菌体培养物来分析持留菌形成是目前常用的一种实验策略。然而，常规方法在实验重复性方面稳定性不强。通过研究人员的不断摸索实验条件，一种能够有效控制大肠杆菌在整体菌群培养物中所占比例的实验操作方法被建立起来，从而增强了持留菌研究所得数据的可重复性，即通过降低耐药菌相关检测的可变因素来降低实验数据的离散性。这就需要为菌体提供一个优化好的培养基体系，从而确保在任何菌体生长阶段（尤其是在菌体处于对数生长期中段的菌体具有很稳定的生长特征）。利用此种优化后的培养体系，大肠杆菌 MG1655 菌株在（100μg/ml）氨苄西林的环境中出现不可控因素的概率降低至 4%～10%。大肠杆菌 MG1655 菌株（F-λ-*ilvG-rfb-50rph-1*）将作为本次实验的实验菌株。

（二）实验试剂

1. 10×MOPS 盐溶液：分别加入 40ml pH 7.4 的 1.0mol/L N– 三（羟甲基）甲基甘氨酸溶液、400ml pH 7.4 的 1.0mol/L 3-（N– 吗啉）丙磺酸钾盐溶液、10ml 0.01mol/L $FeSO_4$ 溶液、100ml 5.0mol/L NaCl 溶液、10ml $5.0×10^{-4}$mol/L $CaCl_2$ 溶液、10ml 0.276mol/L $K_2SO_4$ 溶液、10ml 0.528mol/L $MgCl_2$ 溶液、50ml 1.9mol/L $NH_4Cl$ 溶液、10ml 微量营养元素溶液、360ml 无菌去离子水。所有溶液需要利用一次性 0.22μm 的滤器对溶液进行除菌。相关试剂组分可参见表 6-1 和表 6-2。

2. 微量营养元素的溶液配制：$4×10^{-4}$mol/L $H_3BO_3$，$8×10^{-5}$mol/L $MnCl_2$，$3×10^{-6}$mol/L

表 6-1 10×MOPS 溶液的成分信息

| 化学成分 | 储存液浓度（mol/L） | 体积（ml） | 终浓度（mol/L） |
|---|---|---|---|
| FeSO$_4$ | 0.01 | 10 | $1\times10^{-4}$ |
| NaCl | 5 | 100 | 0.5 |
| CaCl$_2$ | $5\times10^{-4}$ | 10 | $5\times10^{-6}$ |
| NH$_4$Cl | 1.9 | 50 | $9.5\times10^{-2}$ |
| K$_2$SO$_4$ | 0.276 | 10 | $2.76\times10^{-3}$ |
| MgCl$_2$ | 0.528 | 10 | $5.28\times10^{-3}$ |
| N-三（羟甲基）甲基甘氨酸 | 1（pH 7.4） | 40 | $4\times10^{-2}$ |
| 3-（N-吗啉）丙磺酸钾盐 | 1（pH 7.4） | 400 | 0.4 |
| 微量营养元素溶液 | 见表 6-2 | 10 | 见表 6-2 |

第 1 列是 MOPS 基础培养液的化学成分；第 2 列是 MOPS 储存液的浓度；第 3 列是配制 1L 10×MOPS 基础培养液需要对应化学成分溶液的体积；第 4 列是每个化学成分在 10×MOPS 基础培养液的终浓度

表 6-2 微量营养元素的化学成分

| 化学成分 | 储存液（mol/L） | 在微量营养元素溶液的终浓度（mol/L） |
|---|---|---|
| ZnSO$_4$ | $1\times10^{-5}$ | $1\times10^{-7}$ |
| CuSO$_4$ | $1\times10^{-5}$ | $1\times10^{-7}$ |
| H$_3$BO$_3$ | $4\times10^{-4}$ | $4\times10^{-6}$ |
| CoCl$_2$ | $3\times10^{-5}$ | $3\times10^{-7}$ |
| （NH$_4$）$_6$Mo$_7$O$_{24}$ | $3\times10^{-6}$ | $3\times10^{-8}$ |
| MnCl$_2$ | $8\times10^{-5}$ | $8\times10^{-7}$ |

第 1 列是微量营养元素溶液的化学成分；第 2 列是相应化学成分储存液的浓度；第 3 列是每种化学成分在微量营养元素溶液中的终浓度

（NH$_4$）$_6$Mo$_7$O$_{24}$，$10^{-5}$mol/L CuSO$_4$，$3\times10^{-5}$mol/L CoCl$_2$，$10^{-5}$mol/L ZnSO$_4$。

3. 体积为 100ml MOPS 基础培养基的配制：成分包括 10ml 10× 碳源溶液，1ml 0.132mol/L KH$_2$PO$_4$，10ml 10×MOPS 溶液，79ml 无菌去离子水。先倒入 70ml 无菌去离子水来防止磷酸盐与 10×MOPS 溶液混合时产生沉淀析出。MOPS 基础培养基 pH 调至 7.2 并且 4℃保存。

4. 10× 碳源溶液的配制：将 4% 的葡萄糖溶液作为 10× 碳源浓缩液制备。将 4g 葡萄糖溶解于 100ml 去离子水并过滤除菌。

5. LB 培养基的配制：将 10g NaCl、5g 酵母提取物和 10g 胰化蛋白胨溶解到 1L 去离子水中，然后高压灭菌 30min。

6. LB 琼脂平板培养基配制：将 15g 琼脂糖溶解于 1L LB 培养基中，并且在 121℃的条件下高压灭菌 30min。待 LB 琼脂糖培养基温度降至 60℃左右，将其导入培养平板中。

7. 抗生素储存液：100mg/ml 氨苄西林、5mg/ml 氧氟沙星、1mg/ml 环丙沙星、25mg/ml 妥布霉素的溶液利用除菌滤器过滤除菌，而后短期置于 4℃环境下保存。

8. 预先将 900μl 浓度为 $10^{-2}$mol/L MgSO$_4$ 溶液分装到 EP 管中作为稀释菌体用试管。

（三）实验器材

恒温培养箱、恒温摇床、分光光度计、无菌接菌环、EP 管、锥形瓶和高速离心机。

（四）实验操作步骤

1. 加入适量碳源溶液来制备新鲜的 MOPS 基础培养基。

2. 准备若干装有 900μl 浓度为 $10^{-2}$mol/L MgSO$_4$ 溶液的稀释管。

3. 利用无菌接菌环挑取大肠杆菌 MG1655 菌株单菌落，并转移至含有 15ml MOPS 基础培养液的锥形瓶中。在 37℃条件下，锥形瓶在恒温摇床中以 0.36g 的转速培养 16h。

4. 将新鲜的 MOPS 基础培养液预先放置于 37℃的环境中温育 30min。

5. 利用分光光度计对菌体培养物的 OD$_{600}$ 值进行测定。菌体培养物加入新鲜的 MOPS 基础培养基中的 OD$_{600}$ 数值大约是 0.01（每毫升约 $3\times10^7$ 个菌体）。将菌体培养物分于两个细胞培养瓶中，一个用于无抗生素处理的菌体培养，另一个用于抗生素处理的菌体培养。

6. 继续培养菌体样品 4.5h 后，通常菌液的 OD$_{600}$ 数值大约为 0.5 [每毫升（1.5～2）$\times10^8$ 个菌体]。此时，除阴性对照不加入抗生素以外，其余菌体培养物需要加入特定的抗生素进行加压筛选。

7. 计算菌落形成单位：菌体在培养过程中，每隔一段时间进行菌体培养物的抽样。通常抽样时间点设定为 0h（加入抗生素处理前）、1h、3h、5h、8h、12h 和

24h。每次抽样 100μl 的菌体培养物，并利用 900μl 浓度为 0.01mol/L MgSO₄ 溶液对样品连续倍比稀释。利用无菌涂菌棒将 100μl 样品涂布于 LB 琼脂培养板上，置于37℃恒温培养箱中连续培养 16h。对 LB 琼脂培养板上形成单菌落个数在 10～500 个的培养板进行菌落计数。

8. 对形成的单菌落数目进行数学分析：针对抗生素处理后菌体培养物中存活菌体在原始菌群中的比重。计算方法依据菌体培养物中加入抗生素后连续培养到实验规定时间点，培养特定时间点的菌体培养物所形成的单菌落数目与未加入抗生素进行培养的菌体培养物所形成的单菌落数目的比值。

9. 制作持留菌特有的双相生长曲线：在制作持留菌相关双相生长曲线的过程中，双相生长曲线是在观测散点的基础上进行绘制的。由于实验观测获得的散点在图中并非线性相关，因此无法简单将实验观测散点简单地彼此相连进行绘图。基于抗生素杀菌的生物学特性，细菌在接触抗生素最初几小时内将会以指数级别被杀灭掉，持留菌双相增殖曲线的纵坐标（Y 轴）是按照对数值作为刻度进行绘制。因此，每次实验重复的数据（$A_1, A_2, \cdots, An$）以几何平均数（$\mu_g$）及几何标准误（$\sigma_g$）来表示。这两个参数是由如下公式计算得出。

$$\mu_g = \sqrt[n]{\prod_{i=1}^{n} A_i}$$

$$\sigma_g = \exp\left(\sqrt{\frac{\sum_{i=1}^{n}\left(\ln A_i - \ln \mu_g\right)^2}{n}}\right)$$

在作图时，只能将正向标准误差线标记出来，并且要在图注中说明。

10. 数理统计：在对比不同耐药菌在总体中份额的差异性，这需要利用抗生素处理至少 5h 的菌体培养物中存活菌份额的几何平均数来进行相关的统计学分析。

（五）提示与注意事项

1. 根据培养基配比成分的差别，MOPS 培养基相比于 LB 培养基的优势就是在菌体的培养过程中能够给连续培养的菌体提供一个长期稳定的培养环境，从而保持所培养的菌群在任何生长阶段所需能量代谢都可得到满足。

2. 为了使培养菌体处于一个高水平持续性感染的状态，菌体培养过程中的通氧量的控制也非常重要。维持一个稳定的通氧量可以显著降低菌体持续性感染的相关检测所出现的偏差。

3. 针对持留菌形成数目低的情况，通常菌斑形成单位在平板培养基上形成的数目也很低（甚至出现在没经稀释处理的菌体培养物中）。因此，这就需要对每块平板培养基上形成的菌斑形成单位的数目进行计数。因此，相关实验观测获得的数据必然波动会增大。为了有效避免上述情况的发生，设立独立的实验重复个体并且利用最佳数学统计方法来进行相关实验数据的检测。

4. 在多种菌落形态出现在培养平板上时，应该对菌落形态相似的菌落进行计数，而不是整体计数。并且将每种特定菌落形态特征的菌体进一步培植于抗生素平板培养基上培养，以此进一步确定这些菌落是由对特定抗生素敏感的活菌增殖而来的。

5. 配制 MOPS 时，3-（N- 吗啉）丙磺酸钾盐、N- 三（羟甲基）甲基甘氨酸和 $FeSO_4$ 溶液是要求现用现配。

## 三、毒素 – 抗毒素系统关键位点鉴定的实验操作

（一）原理与背景

大多数细菌能够利用毒素 – 抗毒素系统来调节自身生理活性。最基本的原理就是毒素基因编码出来的毒素蛋白可以有效抑制菌体正常生理活性，最终导致菌体增值能力骤降；抗毒素基因表达的抗毒素分子通过与毒素蛋白特异性结合来抵消毒素蛋白对菌体生理活性的抑制效应。对于大肠杆菌，毒素基因（如 *HipA* 基因）的表达可以有效提高菌体对抗生素的耐受性。绝大多数菌株的毒素 – 抗毒素系统均可在大肠杆菌中进行生物学功能的相关研究。利用大肠杆菌来进行毒素 – 抗毒素系统遗传生物学的相关研究具有很明显的优势、安全性高和高通量筛选。本次实验将利用大肠杆菌菌株 JM109 和菌株 MG1655（F⁻, lambda⁻, rph-1）作为宿主菌来演示毒素 – 抗毒素系统关键位点鉴定的操作过程。

（二）实验试剂

浓度 15mg/ml 四环素溶液（过滤除菌）、浓度 100mg/ml 氨苄西林溶液（过滤除菌）、PCR 试剂盒、核酸限制性内切酶、DNA 片段纯化试剂盒、T4 DNA 连接酶、无菌 LB 培养基、无菌 LB 琼脂培养平板、浓度为 20% 果糖溶液（20g 树脂醛糖溶于 100ml 去离子水，需过滤除菌）、浓度为 20% 葡萄糖溶液（过滤除菌）、异

丙基硫代半乳糖苷溶液（1mol/L IPTG 溶液，需过滤除菌）、表达质粒 pBAD/his 和 pME6032。

（三）实验器材

200ml 规格的试管、200ml 规格的细胞培养瓶、24 孔培养板、96 孔培养板、直径 1cm 的比色皿、EP 管、离心管、分光光度计、恒温培养箱和恒温摇床。

（四）实验操作步骤

**1. 重组表达载体的构建**

(1) 利用特定引物扩增目标毒素 – 抗毒素系统中的靶基因。

(2) 依赖 T4 DNA 连接酶，利用特定酶切位点将靶基因定向插入目标载体（如 pBAD/his 表达载体和 pME6032 表达载体）中，将连接产物转化到大肠杆菌菌株 JM109。利用质粒所携带的抗性基因对应的抗生素筛选，获得表达靶基因的重组表达质粒。最后，将阳性重组质粒转化到大肠杆菌菌株 MG1655 中。

**2. 毒素基因产物的相关检测**　按照重组表达质粒的诱导靶基因的操作说明书进行操作。

(1) 将 5ml 含有毒素基因 pBAD 重组质粒的大肠杆菌培养物加入 LB 液体培养基（含浓度 100mg/ml 氨苄西林）中，并且利用恒温摇床在 37℃和 200r/min 的转速条件下培养 16h。

(2) 利用 LB 液体培养基（含有 100mg/ml 氨苄西林）将菌体培养物 100 倍稀释。在恒温摇床中，以 37℃和 200r/min 的转速条件下培养。在培养过程中，利用分光光度计读取菌体培养物的 $OD_{590}$ 值。直到 $OD_{590}$ 值达到 0.1 时停止培养。

(3) 将 20ml 菌体培养物平均分装到两个试管中。将试管加入 0.2%（w/v）葡萄糖或者 0.2%（w/v）果糖进行抑制或者诱导，并在 37℃和 200r/min 的转速条件下继续培养。

(4) 在菌体培养过程中，间隔取样，每次抽取 0.1ml 菌体培养物加至 0.9ml 新鲜 LB 液体培养基中进行 1∶10 稀释混合。将稀释后的菌液加入比色皿，利用分光光度计测定 $OD_{590}$ 值。

(5) 设立平行对照。取 0.1ml 菌体培养物，在 96 孔板中倍比稀释。倍比稀释度为 $1∶10^6 \sim 1∶10$。将稀释后的菌液涂布于含 100mg/ml 氨苄西林的 LB 琼脂平板上，置于37℃培养，待单克隆菌落出现。

### 3. 毒素基因与抗毒素基因共表达检测

(1) 将携带特定毒素基因的重组质粒 pBAD 及携带对应抗毒素基因的重组质粒 pME6032 转化到大肠杆菌中。将转化后的大肠杆菌培养物涂布于含有 100mg/ml 氨苄西林和 15mg/ml 四环素的 LB 琼脂平板上进行阳性菌筛选。

(2) 待阳性克隆菌落形成后，挑取菌落并转移至 5ml 的 LB 培养基（含 100mg/ml 氨苄西林和 15mg/ml 四环素）中培养 16h。

(3) 利用 200ml 规格的细胞培养瓶，将 50ml LB 培养基（含 100mg/ml 氨苄西林和 15mg/ml 四环素）对菌体培养物进行 1∶100 的稀释。在 37℃和 200r/min 的转速条件下培养。当菌体培养物的 $OD_{590}$ 值达到 0.1 时停止培养。

(4) 在 37℃和 200r/min 的转速条件下，将菌体培养物分装至 4 个 10ml 试管中，利用 0.2% 葡萄糖、25mmol/L IPTG + 0.2% 葡萄糖、0.2% 果糖、0.2% 果糖 + 25mmol/L IPTG 对重组质粒 pBAD 和 pME6032 的启动子进行激活 / 抑制。

(5) 定时抽取菌体培养物。按照 1∶100 比例稀释处理后，利用分光光度计测定 $OD_{590}$ 值。

(6) 设立平行对照。取 0.1ml 菌体培养物并利用 LB 培养基对其在 96 孔板中连续稀释处理。稀释范围是 $1∶10^6 \sim 1∶10$。将稀释处理的菌液涂布于含有 100mg/ml 氨苄西林和 15mg/ml 四环素的 LB 琼脂平板上。在 37℃条件下培养，直至单克隆菌落出现。

### 4. 对菌体重新增殖的测定

(1) 含 100mg/ml 氨苄西林和 15mg/ml 四环素的 5ml LB 液体培养基培养携带目标毒素基因表达质粒 pBAD/toxin 基因及携带抗毒素基因表达质粒 pME6032/antitoxin 基因的重组菌在 37℃和 200r/min 条件下培养 16h。

(2) 含 100mg/ml 氨苄西林和 15mg/ml 四环素的 60ml LB 液体培养基中对菌液进行 100 倍稀释，并且导入 200ml 规格的细胞培养瓶中，在 37℃和 200r/min 条件下培养。当菌体培养物的 $OD_{590}$ 的值为 0.1 时停止培养。

(3) 分装两个 25ml 菌液到 200ml 规格细胞培养瓶中，并且在 37℃和 200r/min 条件下加入 0.2% 的葡萄糖或 0.2% 的果糖来诱导或者抑制表达质粒的基因转录与表达。

(4) 分装两个 10ml 菌液于试管中，加入 25mmol/L IPTG 诱导剂对含有 pME6032 质粒的菌体在 37℃条件下以 200r/min 转速进行目的基因诱导表达。

(5) 诱导过程中，分别在 0h、2h 和 4h 抽取样品 100μl。分别将样品与 900μl 新鲜 LB 培养基混合，加入比色皿中进行 $OD_{590}$ 值的测定。同时，设立平行对照组。吸取 10μl 菌体培养物利用 LB 培养基在 96 孔板中对其进行 $10^{-1} \sim 10^{-6}$ 倍比稀释。而后，将稀释后的样品涂布于含 100μg/ml 氨苄西林和 15μg/ml 四环素的 LB 培养板上。在 37℃条件下培养，直至有肉眼可见菌落出现。

### 5. 检测持留菌

(1) 在 37℃条件下以 200r/min 转速条件下，将含有抗毒素基因 pME6032 和含有毒素基因 pBAD 的重组菌在含 100μg/ml 氨苄西林和 15μg/ml 四环素的 60ml 新鲜 LB 培养基中培养 16h。

(2) 在 200ml 容量的细胞培养瓶中，利用含 100μg/ml 氨苄西林和 15μg/ml 四环素的 LB 培养基对菌体培养物进行 100 倍稀释处理。最终使菌液的 $OD_{590}$ 值约为 0.1。

(3) 将稀释后的 10ml 菌液分装于两个通用试管中。在 37℃条件下以 200r/min 转速条件下，加入 0.2%（w/v）葡萄糖或者 0.2%（w/v）果糖来诱导/抑制含有毒素基因的 pBAD 质粒表达。

(4) 培养 3h 后，菌液 $OD_{590}$ 值约为 0.5（$2 \times 10^{8}$ CFU/ml）。在 24 孔板中，按照每孔 500μl 菌液量进行铺板。在 37℃条件下，将 500μl 终浓度为 100 倍 MIC 抗生素浓度的 LB 培养基加入每个孔中静置培养 24h。

(5) 将菌液 $OD_{590}$ 值约为 0.5（$2 \times 10^{8}$ CFU/ml）的 10μl 样品在 96 孔板中进行倍比稀释（$10^{-6} \sim 10^{-1}$）。在 37℃条件下，将稀释样品涂布于含 100μg/ml 氨苄西林和 15μg/ml 四环素的 LB 培养板进行培养，直至肉眼可见菌落出现。

(6) 利用离心管将 24 孔板菌体培养物进行回收并离心处理。弃除离心上清液后，利用新鲜 LB 培养基对离心沉淀重悬。

(7) 在 96 孔板中，将重悬菌液倍比稀释（$10^{-4} \sim 10^{0}$）。在 37℃条件下，将稀释样品涂布于含 100μg/ml 氨苄西林和 15μg/ml 四环素的 LB 培养板进行培养，直至肉眼可见菌落出现。

（五）提示与注意事项

1. 持留菌出现的概率大小取决于不同抗生素的用量及性质对于菌体形成的影响程度。

2. 根据实验设计，所选择的抗生素必要时现用现配，避免长期储存影响特定抗生素的生物活性。

3. 在取样时间点的计数菌体克隆数中，因为只有 1/2 标准化的菌体培养物用于持留菌的研究，因此 0h 时间点产生的菌体克隆数要除以 2。

## 四、周期性抗生素处理诱导持留性大肠杆菌形成的实验操作

（一）原理与背景

持留菌形成机制是当前研究的重点内容，很多分子机制仍处于待研究的状态。在诸多研究困难中，持留菌形成规模较小及培养困难显得十分突出。在不断的实践过程中，如何利用周期性抗生素处理策略来促进生长静止期的菌体都转变为持留菌对于提高持留菌群体规模是非常重要的。利用周期性抗生素处理策略有助于揭示新的持留菌形成分子机制和建立稳定的技术平台。此外，周期性抗生素处理能够获得高纯度的持留菌培养物，这对于深入研究环境因素和刺激时间长短在持留菌形成中的遗传特异性提供了可能。本实验将利用携带不同荧光素酶标记基因的大肠杆菌菌株 BW25993 来开展周期性抗生素处理诱导其持留性形成的实验操作。

（二）实验试剂

1. 50mg/ml 阿米卡星储存液的配制：取 50mg 阿米卡星粉剂加入 1ml 无菌去离子水中。通过 0.22μm 除菌滤膜对配制溶液进行过滤除菌，而后分装保存于 –20℃。

2. MH 肉汤培养基（Mueller Hinton broth，MHB）、含有不同浓度抗生素的 MHB、LB 琼脂培养基和 10mmol/L 浓度的 $MgSO_4$ 溶液，均需要高压灭菌处理。

3. 70% 的酒精溶液和 50% 的甘油溶液。

（三）实验器材

1. 无菌涂菌棒、无菌玻璃试管、250ml 量程厄伦美厄烧瓶、96 孔培养板、15ml 和 50ml 量程的无菌离心管。

2. 可填装 15ml 和 50ml 量程的无菌离心管高速离心机、可以承载试管架、微型平皿、厄伦美厄烧瓶托盘的恒温摇床、自动菌落克隆计数仪、可读取 96 孔板 $OD_{590}$ 的分光光度计和荧光显微镜。

（四）实验操作步骤

**1. 鉴定原始菌株的抗生素敏感性** 为了利用抗生素处理原始菌诱导持留菌形成水平达到稳定水平，与抗生素浓度相关的最小抑菌浓度（minimum inhibitory concentration，MIC）、最小菌体浓度（minimum bactericidal concentration，MBC）和防突变浓度（mutant prevention concentration，MPC）需要提前进行测定。

(1) 将原始菌株接种于 5ml MHB 培养基中，并且过夜培养。

(2) 利用分光光度计对菌体培养物进行 $OD_{595}$ 值的读取。当 $OD_{595}$ 值为 0.5 时，离心菌体培养物，而后在 MHB 培养基中进行定量 100 倍稀释。

(3) 将 40ml 稀释后的菌体样品中加入 10ml 抗生素，最终抗生素浓度达到抗生素最小抑菌浓度的 2 倍。

(4) 将 150μl 稀释样品与 30μl 菌体培养物混合，并且加入 96 孔的单孔中。单孔中抗生素的浓度为抗生素最小抑菌浓度的 2 倍。每个抗生素设立 3 个孔为技术性重复组。将剩余菌液利用 10mmol/L $MgSO_4$ 溶液进行 10 倍倍比稀释，然后涂布于 LB 琼脂培养板上过夜培养。过夜培养后，进行菌落形成单位计数。

(5) 将 150μl MHB 加入 96 孔板中的最后一列（第 12 列）孔设立为空白对照组。

(6) 将第 1~11 列微孔利用 150μl 含有抗生素的菌体培养物进行 2 倍倍比稀释。最后利用可透气封口膜将 96 孔板封闭，培养 16~20h。

(7) 利用 96 孔板读值器对每个微孔的样品进行 $OD_{595}$ 的数值读取。

(8) 参照阳性实验组和阴性实验组 $OD_{595}$ 的数值及培养基中无菌的情况，鉴定出大肠杆菌的 MIC 值。

(9) 对涂布于 LB 琼脂培养板上的不同稀释倍数的菌液形成的菌落进行计数，分析不同稀释度每毫升菌体培养物形成菌落数的差异，最终确定出杀灭 99.9% 菌体所对应的菌体浓度为最小杀菌浓度。

(10) 将原始菌接种到 5ml MHB 培养基中进行过夜培养。将过夜培养物利用 100ml MHB 培养基进行 100 倍稀释，而后继续过夜培养。

(11) 从 100 倍稀释的过夜培养物中取出 50ml 样品进行离心浓缩，弃除上清液。利用 5ml 10mmol/L 的 $MgSO_4$ 溶液对菌体进行重悬，最终获得 10 倍浓缩的菌体培养物（菌体数目大约为 $10^{10}$ 个）。

(12) 将 200μl 的 10 倍浓缩菌体培养物涂布于含有 2 倍倍比稀释抗生素浓度的 MHB 培养平板上，连续培养 48h。检测抗药性突变菌株的克隆数目，从而确定耐药突变菌最小抑菌浓度。

**2. 绘制抗生素杀菌曲线及抗生素处理时间来确定持留菌稳态**

(1) 将原始菌接种于 5ml MHB 培养基中过夜培养。

(2) 将过夜菌体培养物利用 100ml MHB 培养基进行 100 倍稀释，而后继续过夜培养。

(3) 将过夜菌体培养物吸取 1ml 转移至新试管中，并且加入已经确定好的一系列抗生素浓度 MHB 培养基中培养 5h。

(4) 将上述菌体培养物离心回收菌体，然后利用 10mmol/L MgSO$_4$ 溶液对菌体进行洗涤来去除残留抗生素。最后，利用 10mmol/L MgSO$_4$ 溶液对菌体进行 10 倍倍比稀释，涂布于 LB 琼脂培养板上过夜培养。对菌落数目进行计数来确定出初始细菌的数目。

(5) 将抗生素处理的菌体培养物离心回收后，利用 10mmol/L MgSO$_4$ 溶液对菌体进行洗涤来去除残留抗生素。利用 10mmol/L MgSO$_4$ 溶液对菌体进行 10 倍倍比稀释，涂布于 LB 琼脂培养板上培养 48h。菌落计数来确定活菌数目。

(6) 绘制工作浓度下抗生素处理菌体培养物后留存的活菌数目。

（五）提示与注意事项

1. 使用抗生素储存液进行实验周期长的相关实验时，减少抗生素储存液分装量可以避免反复冻融次数，有助于维持抗生素杀菌活性的稳定性。例如，阿米卡星不应该在 −20℃条件下保存期超过 1 个月。因此，调整抗生素储存液分装体积对于确保抗生素有效抑菌效力十分重要。

2. 利用预混 MHB 培养基的配制策略有助于提高实验结果的可重复性和稳定性。

3. 由于持留菌相对正常细菌的生长具有滞后性，通常再次确定利用抗生素处理细菌所得到的持留菌能够在特定处理时间内形成大量持留菌菌落。

4. 为了实验的可重复性和稳定性，未经抗生素处理的菌体培养物及抗生素处理后的菌液是可以短时间放置 4℃条件下。

## 五、小鼠泌尿道持留性大肠杆菌感染模型的建立

（一）原理与背景

人体尿道是细菌重要滋生的场所。每年有上千万患者饱受简单尿道感染的困扰，给社会带来了很大的经济损失。然而，多数患者无临床症状，并且及时治疗后仍然会反复发作。有超过 50% 的复发患者是由原始菌增殖导致的。研究简单泌尿感染中，由于小鼠与人类膀胱在解剖结构和细胞构成相似度高，因此实验用小鼠是尿道相关病理模型的主要实验对象。所涉及的实验模型包括肾盂肾炎和膀胱炎。例如，实验用雌性小鼠通过尿道插管来模拟膀胱炎的发生，并成功揭示细菌性膀胱炎发生的分子机制，即大肠杆菌通过Ⅰ型黏附素 pili 固着于膀胱黏膜，进入上皮细胞内进行菌体增殖并形成菌体菌落。在小鼠感染模型建立后，肾脏和膀胱组织可以进行细菌培养、病例组织观察、免疫组化分析、流式细胞术分析、电子显微镜、激光共聚焦显微镜成像分析。同时，相关病理组织也可以利用 ELISA 检测技术、蛋白质印记技术、实时荧光定量 PCR 技术等对不同细胞因子及病原微生物的检测。总之，成功建立小鼠泌尿道感染模型有利于研究与细菌性尿道感染相关的急性、慢性和复发性疾病的相关工作。

（二）实验试剂

LB 培养基、LB 琼脂培养平板、磷酸盐缓冲液、Dulbecc 磷酸缓冲液（2.7mmol/L KCl，1.5mmol/L KH$_2$PO$_4$，137.9mmol/L NaCl，8.1mmol/L Na$_2$HPO$_4$·7H$_2$O）、Triton X 溶液 [0.01%（v/w）Triton X-100 溶于磷酸缓冲液 ]、凝胶润滑剂（无菌处理）、70% 乙醇溶液、20% 多聚甲醛、10% 中性福尔马林缓冲液、ProLong Gold 抗淬灭封片剂、异氟醚、X-gal 溶液（25mg/ml X-gal 溶于二甲基酰胺）、pH 7.4 的 LacZ 洗涤液（以磷酸盐缓冲液为溶剂含有 2mmol/L MgCl$_2$、0.01% 脱氧胆酸钠和 0.02% Nonider-P40 的溶液）、Lac Z 染料（将 9.4ml Lac Z 洗涤液与 0.4ml 浓度为 25mg/ml X-gal、0.1ml 浓度为 100mmol/L 亚铁氰化钾与 0.1ml 浓度为 100mmol/L 铁氰化钾溶液进行混合）、100mg/ml DNaseI 的磷酸盐缓冲液（消化缓冲液）。

（三）实验器材

1. 可移动便携式啮齿动物麻醉药发生系统。系统包括异氟醚蒸馏器、口鼻式呼

吸罩，或者是一个可以通入异氟醚的密闭小室，以及一个可以过滤清除残留麻醉药的瓦斯净化滤毒罐。

2. 医用透射 X 线的聚乙烯插管，PE10，内径为 0.28mm，外径为 0.61mm，30 号皮下注射针头（1/2 英寸，约 1.27cm）。

3. 1ml 结核菌素 Slip-Tip 注射器。

4. 组织研磨器：转子–定子组织匀浆器，所配套的锯齿的规格是 0.7mm×95mm，或者是配套有容量为 2ml 螺旋盖管子与 5mm 不锈钢珠的 FastPrep24 磁珠研磨器。

5. 184 灌封胶（SYLGARD 184 silicone elastomer kit）。

6. 96 孔培养板、6 孔培养板、无菌 EP 管、5ml 聚碳酸酯离心管。

7. 规格为 0.2mm 基础直径的昆虫解剖针。

8. 激光共聚焦显微镜与荧光显微镜。

（四）实验操作步骤

### 1. 菌体培养

(1) 将尿道致病性大肠杆菌（*Uropathogenic Escherichia coli*，UPEC）接种于 20ml LB 培养基中，在 37℃和 200r/min 条件下培养 18～24h。

(2) 取 20μl 菌体培养物转入新鲜 20ml LB 培养基中，在 37℃和 200r/min 条件下培养 18h。

(3) 室温条件下，转速为 3000g 进行菌体培养物的离心，然后弃除上清液并利用无菌磷酸盐缓冲液重悬离心产物。

(4) 利用 10 倍倍比稀释方法，将菌体培养物的 $OD_{600}$ 值调整至 0.35。对于 UPEC 菌株 UTI89 在上述培养条件下可以在每 50 微升菌体培养物中形成（1～2）×$10^7$CFU。

(5) 确定菌体培养物的滴度是要利用平板涂布菌体培养物后对所形成的菌体克隆数目进行计数来评判的。

### 2. 单菌落计数

(1) 将 180μl 无菌磷酸缓冲液加入至 96 孔培养板的 A～F 孔中，作为菌体样品倍比稀释的稀释溶液。

(2) 将 20μl 重悬菌体培养物转移至 96 孔培养板的 A 列中，利用微量移液器均匀混合。

(3) 从 A 列中吸取 20μl 混合物转移至 B 行的微孔中，利用微量移液器均匀混合。

(4) 将 B 列微孔中的 20μl 混合液转移至 C 行，利用微量移液器均匀混合。重复上述操作，直至将菌体培养物稀释至 F 列的微孔中，制备出 $10^{-6}$ 的稀释液。

(5) 由于 A～F 列微孔的稀释倍数是以 10 倍倍比稀释的，从每列对应的微孔中取 10μl 混合液转到 LB 琼脂平板（含抗生素抗性或者不含抗生素抗性）上培养。至少每列从 4 个微孔中取 10μl 混合液滴加至同一个 LB 培养平板上。

(6) 待滴加至 LB 培养平板上的混合液自然干燥后，将培养皿倒置于培养箱中 37℃过夜培养。

(7) 计数一行所有稀释菌液所产生的菌落形成单位的数量（一般是在 15～150CFU），并且进行整体菌体感染滴度的计算。

(8) 实验用小鼠尿路感染模型建立后，尿液或者组织匀浆液也要按照实验操作来进行细菌感染滴度的测定。

**3. 制作导尿管**

(1) 在配备紫外灯管的无菌横流通风橱中，利用 70% 浓度的酒精溶液对工作台面、实验人员佩戴的手套及其他与实验有关的实验设备进行表面消毒。

(2) 利用无菌的刀片或者剪刀，切割一段聚乙烯管来制作导尿管。

(3) 将无菌的 30G × 1/2 英寸（约 1.27cm）的针头对接于无菌的 1ml 量程的结核菌素注射器。

(4) 用钳子夹住聚乙烯管的一端，而后将其套在针头上。

(5) 从针头起始，切掉管子 1/2 英寸（约 1.27cm）长，从注射器针头上移除导管，将导管放置于无菌的平皿中。

(6) 根据实验要求，重复实验操作。一根导管可以满足一个笼子中 5 只小鼠的感染需求。

(7) 利用紫外线对导尿管辐照处理至少 30min，进行导尿管的无菌化。无菌化处理的导尿管放置于无菌平皿中密封保存。

**4. 建立细菌性小鼠感染模型**

(1) 利用结核菌素注射器吸取菌体培养物 10μl。

(2) 将无菌处理的导尿管安置于注射器上，并且将注射器空气排净。

(3) 利用无菌处理的小钳子固定导尿管，并且将导尿管在距离注射器针头前

1~2mm 的位置进行修剪来使导尿管更适合进行实验用小鼠感染模型的建立。

(4) 将导尿管从注射器卸下来，然后利用无菌凝胶润滑导尿管的外部。

(5) 利用小鼠专用便携式麻醉设备使实验用小鼠吸入 2%~3% 的异氟醚对其进行麻醉。

(6) 将麻醉后的实验用小鼠仰卧于工作台上，继续利用麻醉发生器给小鼠鼻部输送麻醉药。实验操作人员利用手指按压小鼠腹部来确定膀胱位置。按照喙 – 尾方向来排空膀胱里的尿液。

(7) 将润滑处理过的无菌导尿管放置于氨基甲酸乙酯溶液中。

(8) 当导尿管从实验用小鼠尿道推进大约 0.5cm 或者推进遇阻时，旋转注射器尾端。旋转过程中保持注射器与试验工作台平行。这样操作可以确保导尿管顺利穿过骨盆进入膀胱内腔。

(9) 当导尿管推进到针头中心处，慢慢将 50μl 菌液注入实验用小鼠膀胱中，最后多追加 10μl 菌液。不能立即拔出导尿管，而是使导尿管在实验用小鼠体内维持 10~15s，有利于使菌液缓慢在膀胱内腔中扩散。

(10) 移除注射器 / 导尿管并将其一端置于润滑剂中。

(11) 对实验用小鼠做好必要的记录和标记，便于实验后期追踪溯源。建议给小鼠打耳标来区分同笼饲养小鼠的身份信息，将小鼠放回原笼继续饲养。

(12) 对每只实验用小鼠重复实验操作步骤。根据实验设计来更换导尿管，如每 5 只实验用小鼠共用 1 根导尿管进行相关实验。若实验中涉及不同菌株，则不同菌株接种要及时更换新导尿管，避免交叉污染。

**5. 对尿液进行检测**

(1) 检测实验用小鼠感染模型长期感染的过程中，可以通过检测收集的尿液来实现。

(2) 在每个时间点，均要抽取小鼠的尿液进行检测。实验操作人员将小鼠固定于鼠笼铁网上，用手轻轻按压小鼠背部，通过鼠笼上部的铁丝给小鼠腹部耻骨弓部位一定压力，使得尿液排入无菌 EP 管中。

(3) 进行针对尿液中菌体的计数。

(4) 尿液中白细胞计数利用血细胞计数板来进行。

(5) 利用高速离心机，以转速大于 12 000g 对收集的尿液进行 5min 离心处理。将离心上清液分装后置于 –80℃进行保存。相关上清液可以用于后期细胞因子及免疫因子的相关检测需求。

### 6.细菌学检测与抗生素治疗研究

(1) 当慢性膀胱炎小鼠模型建立后，在利用抗生素治疗处理来降低实验条件下接种病原微生物后对抗生素敏感的易感细菌的感染状况。

(2) 在给药过程中，在小鼠日常饮水中加入兽用级别的甲氧苄啶（270mg/ml）/磺胺甲噁唑（54mg/ml），分别用药3天或者10天。

(3) 为了保持抗生素在小鼠饮用水中的抗菌活性，至少每隔一天更换一次。

(4) 每周对尿样进行细菌检测，从而检测尿样的无菌情况。

(5) 用于尿路感染模型的菌种要与初始感染菌株在生物表型上差异明显（如抗生素抗性差异），小鼠通过膀胱内接种UPEC或者其他致病菌后，4周或更长时间便可以利用抗生素进行治疗性研究。

### 7.实验用小鼠组织器官的摘取

(1) 摘取组织器官之前，需要借助麻醉后断颈处死或者二氧化碳窒息等方法对实验小鼠进行安乐死。

(2) 将小鼠仰面置于无菌工作台面，利用70%的酒精对其腹部进行消毒处理。

(3) 利用灭菌后的小型持针钳将小鼠腹部皮肤拉起，并且利用无菌手术剪刀从腹膜和皮肤连接处剪开一个小口。

(4) 当打开腹膜腔后，利用剪子沿小鼠躯体一侧肋骨进行剪切来使腹部呈V形切口。

(5) 借助V形切口将切开的腹部皮肤朝向小鼠嘴鼻部进行撕扯，以此来扩大切口的广度。

(6) 通过开放的切口，摘除肾脏、膀胱或者其他组织。

(7) 下游实验包括对摘除组织进行组织匀浆处理，菌落计数以及细胞因子检测；液氮速冻膀胱来进行转录组和蛋白组的分析；制备单细胞来进行流式细胞术分析或者固定组织进行显微成像。

### 8.组织匀浆化

(1) 在低温环境下，将膀胱组织放入1ml磷酸盐缓冲液或者肾脏放入0.8ml磷酸缓冲液中，利用旋转式组织匀浆器在规格为5ml容量的离心管中进行组织匀浆，时长约40s。

(2) 进行细菌计数。

(3) 将残留离心管中组织匀浆物利用离心法，在转速超过 12 000g 的条件下离心 5min，将上清液和沉淀物转入新的 EP 管中，置于 –80℃ 进行长期保存。相关保存物可用于细胞因子和蛋白质印记等的分析。

9. 来源于膀胱组织单细胞制备及流式细胞术分析

(1) 按照实验要求，利用无菌磷酸盐缓冲液将摘取的膀胱组织进行清洗，清除残留在腔体的细胞和残留组织。

(2) 利用含有 1mg/ml 胶原酶 D 和 100μg/ml DNaseI 的磷酸盐缓冲液对膀胱组织（在 37℃ 条件下）消化处理 60～90min。

(3) 将消化后的膀胱组织利用 40μm 孔径的细胞滤器进行过滤处理，并且将过滤后样品利用 50ml 离心管置于冰上存放。在过滤过程中，可以借助配套黑色橡胶头注射器进行推挤过滤，并且将过滤后的样品置于冰上保存。

(4) 利用 1ml 无菌磷酸盐缓冲液洗涤滤器两次，将细胞悬液转入 EP 管中。利用转速为 300g 离心机将细胞悬液离心 5min，而后将上清液小心移除。

(5) 利用 1ml 磷酸盐缓冲液对细胞进行重悬 – 离心两次。离心机转速为 300g，离心 5min。小心将离心后上清液移除。

(6) 离心获得的细胞可以根据实验设计的要求进行染色分析。

10. 长程固定组织来进行组织成像

(1) 无菌摘取的组织利用特定固定液对组织进行固定处理。

(2) 利用 70% 乙醇溶液对固定的组织进行三次洗涤，而后将洗涤的组织浸入 70% 的乙醇溶液中过夜存放。

(3) 将用于组织切片的组织放置于组织切片专用处理小笼中，而后利用液状石蜡浸润、修块及 HE 染色和曙红染色（可用于光学显微镜观察的染色剂）。

11. LacZ 染色以及对封片后的膀胱组织进行激光共聚焦成像

(1) 将无菌摘取的膀胱利用锐器对称地一分为二，而后将每一半膀胱半球体内腔朝上，放置于 1ml 磷酸盐缓冲液的有机硅弹性容器内。利用两把持针钳将摘取的膀胱组织扩大后利用无菌大头针固定。

(2) 利用无菌磷酸盐缓冲液对膀胱进行冲洗。

(3) 在室温条件下，将 3% 多聚甲醛的磷酸盐缓冲液对组织样品固定 45～60min。固定处理中，利用垂直旋转装置轻柔翻转。

(4) 利用含有 0.01%Triton X-100 的磷酸盐缓冲液对组织进行 10min 透明化处理。

(5) 利用 DAPIhuozhe Syto 61 或者 Topro3 的磷酸盐缓冲液等对膀胱组织进行 3～10min 染色处理。

(6) 利用磷酸盐缓冲液洗涤组织 3 次，每次洗涤 15min。

(7) 利用去离子水对组织进行脱盐处理 5min。

(8) 利用 ProLong Gold 抗淬灭试剂来封闭承载组织的盖玻片，然后利用激光共聚焦显微镜进行成像观察。若利用 LacZ 染色法对组织进行染色，膀胱组织可以置于 4℃的磷酸盐缓冲液中。

(9) 利用 LacZ 洗涤缓冲液进行膀胱组织的洗涤，每次 5min。洗涤过程中，在垂直旋转仪上轻柔翻转，连续洗涤 3 次。

(10) 在 30℃避光条件下，利用 LacZ 染料孵育组织 8～16h。在染色过程中，当染色处理进行 4～6h，检查染色的情况，而后继续孵育直至肉眼可见点状着色点出现（利用不同感染时间点对应的致病性 UPEC 所感染的膀胱组织作为阳性对照）。孵育时间过长将会导致尿道上皮细胞染色背景过深。

(11) 利用磷酸盐缓冲液对染色后的组织进行 3 次洗涤，每次 5min。

(12) 利用立体显微镜观察膀胱组织，并且对组织细胞内细菌群落进行计数。建议保存每个组织的一半用于后续定量组织细胞内细菌群落提供原始数据支撑。

（五）提示与注意事项

1. 对于涉及尿检或者感染治疗方面的长期研究，微生物在染色体上所具有的拮抗抗生素的分子标签（如具有拮抗卡那霉素或者氯霉素的抗性基因）可以将 UPEC 菌株从针对皮肤和阴道感染菌群或者从治疗过程中最初具有感染性菌株中鉴别出来。利用具有大观霉素抗性的菌株是有歧义的，因为具有大观霉素抗性的菌株是阴道的定殖菌群。即便菌株能够正常复制增殖，抗生素存在的情况下也可能致使细菌对其毒力因子表达方面的改变。因此，在制备菌体接种物的过程中，无抗生素且菌体在 LB 肉汤培养基中处于静止生长期的菌体为佳。然而，为了在 LB 琼脂培养基中筛选出单菌落，需要选择适合的抗生素。

2. 麻醉可以利用 2%～3% 浓度的异氟醚来延长对小鼠的安定时间，但是在此过程中氧气的输送率对于保证小鼠生命安全是至关重要的（这与异氟醚发生器致死剂量相关，也与用于小鼠麻醉的麻醉盒的开启频率相关）。取而代之的方法是，一次只麻醉一只小鼠，在麻醉小室内装有一个吸附有异氟醚的棉花球的镂空小铁网球，这样就可以对小鼠进行有效麻醉了。然而，当被麻醉的小鼠出现呼吸频率下降时，小鼠应立即从麻醉小室中取出，以避免过剂量麻醉导致的意外死亡。

3. 排空膀胱内的尿液有利于细菌的接种，这也是减少实验室条件下感染所导致的误差的重要步骤。

4. 当将导尿管插入膀胱时通过内部尿道括约肌时遇到阻力，重新润滑导尿管并且重新插入。若是仍旧遇到阻力，利用具有弧形注射针头以适度的力度将弧形针插入膀胱。导尿管应该很容易进入膀胱，因为插入过程中无生物屏障，这也就增加了深部尿路损伤或者死亡的概率。如果插入导尿管的过程不能在 30s 完成，操作人员应该停止对此老鼠的操作，换下一只老鼠进行操作，等上一只老鼠舒缓一段时间再进行操作。当初次学习接种细菌的技术时，利用带有染料的接种物进行练习是个很好的办法，操作完后对小鼠膀胱和尿道进行解剖，由此评估练习操作过程中导尿管对相应组织的损伤或者刺穿的情况。

5. 可以发出荧光信号的细菌（尤其是在 UPEC 的胞质中表达绿色荧光蛋白的菌株）极大地提升了激光共聚焦显微镜在鉴定膀胱组织中 UPEC 感染情况的过程中所发挥的效力。

# 第7章　其他重要持留菌相关研究的经典实验操作

## 一、持留性铜绿假单胞菌高通量筛选的实验操作

### （一）原理与背景

铜绿假单胞菌是一种条件性革兰阴性致病菌，可以使感染者出现囊肿性纤维化的临床症状。虽然囊肿性纤维化可由多种致病菌混合感染产生，但是铜绿假单胞菌是最主要的条件性致病微生物。多数患有囊肿性纤维化的患者会转变为慢性感染者，患者肺脏会被铜绿假单胞菌持续损伤，最终的转归就是患者由于呼吸衰竭死亡。在对比分析囊肿性纤维化导致的慢性感染早期与晚期的患者肺脏中铜绿假单胞菌的生物学特征时，晚期患者肺脏中持留菌形成的概率是初期患者的 100 倍。这与持续用药治疗囊肿性纤维化促使铜绿假单胞菌持留性能力的提升有关。而铜绿假单胞菌最重要的持留性表现是建立在其自身合成生物被膜的基础上的。因为生物被膜可以使菌体隔离机体免疫系统的所有攻击，这有利于相关菌体扩增自己的规模。当生物被膜外部免疫压力或者抗生素浓度降低后，病原菌便对机体产生致病性。因此，持留性菌体通过诱导菌体突变进化或者基因水平转移来实现菌体对不同抗生素的耐受性，这对于在机体内致病菌延续生命力至关重要。特异性杀灭持留菌不仅能降低因生物被膜存在导致细菌持续性感染的风险，而且还能够有效降低病原菌对抗生素的耐受性。鉴于铜绿假单胞菌持留性形成机制尚未明晰，可用于持留性铜绿假单胞菌治疗的新型抗生素很少。这种现状就需要建立一种有效筛选小分子化合物作为杀灭持留性铜绿假单胞菌的实验技术平台。例如，通过化学文库筛选法，一种名为 3-[4-（4- 甲氧基苯基）哌嗪 -1- 基 ] 哌啶 -4- 基联苯 -4- 羧酸乙酯（C10）的小分子化合物能够有效将持留性铜绿假单胞菌转变为抗生素敏感菌；（Z）-4- 溴 -5-（溴甲亚基）-3- 甲基呋喃 -2（5H）-（BF8）通过阻遏群体感应系统的活性来使

持留性铜绿假单胞菌转变为抗生素敏感菌株或者黏液性铜绿假单胞菌株。基于目前成熟的小分子药物合成技术，本章将介绍一种系统检测铜绿假单胞菌对不同小分子化合物类抗生素敏感性的高通量筛选方法。这种实验方法能够最大限度降低铜绿假单胞菌持留菌在菌体培养物中的含量，具有广谱的应用性。这种筛选实验方法可以有效将持留性铜绿假单胞菌在生长期停滞阶段的菌体敏感的小分子化合物筛选出来。

（二）实验试剂

高压灭菌的胰蛋白胨大豆肉汤（30g 胰蛋白胨大豆肉汤加入 1000ml 去离子水中混匀）、稀释的无菌胰蛋白胨大豆肉汤、高压灭菌的胰蛋白胨大豆琼脂（30g 胰蛋白胨大豆肉汤、15g 琼脂加入 1000ml 去离子水中混匀）、高压灭菌的 10mmol/L MgSO$_4$ 溶液（2.46g MgSO$_4$·7H$_2$O 加入 1000ml 去离子水中混匀）、过滤除菌后的 10mg/ml 氧氟沙星储存液（低温长期保存）和小分子文库（< 500g/mol，制备在 96 孔制式的干燥膜上）。

（三）实验器材

无菌玻璃试管、50ml 的细胞培养瓶、无菌培养皿、透气性良好的封口膜（用于 96 孔培养板的封闭）、96 孔制式的聚苯乙烯培养板（微孔底部水平且有配套的盖子）、全自动微生物增殖分析仪（Bioscreen C MBR，Oy Grouth Curves Ab Ltd）、分光光度计、恒温培养箱、恒温摇床及相配套的试管和培养皿托架。

（四）实验操作步骤

铜绿假单胞菌培养条件的优化具体操作如下。

1. 确定抗生素的最小抑菌浓度　为了获得生长于稀释后胰蛋白胨大豆肉汤培养基中铜绿假单胞菌的 MIC 值，将铜绿假单胞菌 PA14 置于 37℃恒温摇床以 200r/min 转速进行培养。利用分光光度计测定菌液的 OD$_{625}$ 值，并且将 1ml MgSO$_4$（10mmol/L）溶液调整至 0.1，这样可确保与 1ml 含有 10$^8$ 个菌体标准培养物相吻合。利用稀释后胰蛋白胨大豆肉汤培养基将菌体培养物稀释 200 倍，获得每毫升 5 × 10$^5$ 个菌体的接菌用培养物。将 150μl 浓度 10mg/ml 氧氟沙星储存液加入 150μl 菌体培养物中配制 2 倍倍比稀释的工作液。培养 24h 后，分光光度计测定菌体培养物的 OD$_{600}$ 值。当

$OD_{600}$ 值反映出特定抗生素浓度条件下能够完全抑制细菌生长时，此时的抗生素浓度为 MIC。实验需要重复 3 次。

**2. 确定铜绿假单胞菌的最佳培养条件** 为了获得处于持留菌生长静止期的稳定耐药菌培养物，将铜绿假单胞菌接种于稀释后胰蛋白胨大豆肉汤培养基中，过夜培养，使生长期菌体转变为静止期耐药菌。利用 50ml 灭菌的稀释后胰蛋白胨大豆肉汤培养基将菌体培养物稀释 100 倍，培养 48h。分别吸取菌体培养物置于 96 孔培养板中，然后加入不同浓度抗生素溶液使终体积为 200μl。加入稀释后胰蛋白胨大豆肉汤培养基填满微孔进行封闭，盖上盖子。利用透气性好的封口膜来对 96 孔培养板进行封闭，而后在将 96 孔培养板的盖子盖好。在 37℃恒温摇床中，以 200r/min 的转速进行 5h 培养，然后将菌体培养物转移至 EP 管中以 4℃ 3300g 离心 5min。利用浓度 10mmol/L $MgSO_4$ 对菌体洗涤。接着，利用浓度 10mmol/L $MgSO_4$ 溶液中 10 倍倍比稀释菌液，涂布于胰蛋白胨大豆琼脂培养板上 37℃培养 24h 和 48h，可见单菌落形成。独立重复实验 3 次。最终，在优化后的培养条件下，如何提高抗生素的浓度均无法进一步降低活菌的数目。

**3. 确定实验执行时间的长短** 将铜绿假单胞菌接种于稀释后胰蛋白胨大豆肉汤培养基中过夜培养，诱导菌体进入生长静止期。将培养物进一步利用稀释后胰蛋白胨大豆肉汤培养基进行 100 倍稀释处理，将稀释菌液转移至 96 孔培养板中，然后每孔中加入终浓度为 MIC 的抗生素（终体积为 200μl）。经过抗生素处理 5h 后，将菌液利用胰蛋白胨大豆肉汤培养基连续稀释处理。本实验中，利用浓度为 10mg/ml 氧氟沙星处理铜绿假单胞菌 PA14 的稀释浓度为 100 倍最佳。100 倍稀释后的铜绿假单胞菌涂布于选择培养基培养平板上，然后置于全自动细菌生长培养仪中进行菌体生长动力学的检测。具体操作过程为，设置培养温度为 37℃；每 15 分钟进行 $OD_{600}$ 值测定（测定时培养板要进行中等强度震动），连续测定 24h。

**4. 确定活菌数与 $OD_{600}$ 值之间的相关性** 将铜绿假单胞菌培养物利用稀释后胰蛋白胨大豆肉汤培养基稀释并进行 48h 培养。根据铜绿假单胞菌最佳培养条件的数值为参考，将菌液加入 96 孔培养板中作用 5h。将每份样品 10 倍倍比稀释，稀释后的样品分为两份。将原始样品涂布于胰蛋白胨大豆琼脂培养板上进行菌体形成单位的确定。将另一份样品利用胰蛋白胨大豆肉汤培养基稀释，利用全自动细菌生长仪持续检测菌体生长动力学变化 24h。实验表明，菌体生长与 $OD_{600}$ 值呈现相关性，当 $OD_{600}$ 值为 0.6 的培养时间与菌落形成单位呈对数关系。

5. 确定目标筛选小分子化合物能够溶解到特定的溶剂中　将每毫升 $5 \times 10^5$ 个菌体的铜绿假单胞菌液在特定溶剂中 2 倍倍比稀释后进行 24h 培养。测定 $OD_{600}$ 值。确定目标小分子化合物在特定溶液中对铜绿假单胞菌增殖的 MIC 值。独立重复实验3 次。

6. 目标小分子化合物对铜绿假单胞菌杀菌能力的鉴定　利用 96 孔干燥膜制式的小型分子文库（＜ 500g/mol）来进行相关筛选实验。具体操作步骤如下。

(1) 利用稀释后胰蛋白胨大豆肉汤培养基，将铜绿假单胞菌 PA14 在 37℃条件下过夜培养。

(2) 过夜培养后，利用 50ml 稀释后胰蛋白胨大豆肉汤培养基对菌体培养物进行100 倍稀释处理，并且转移至无菌细胞培养瓶中连续培养 48h。

(3) 将诱导成为生长静止期的菌体培养物利用抗生素处理时，需要在 96 孔培养板中进行处理。这样可以确保不同优化条件下的实验数据与实际筛选结果是一致的。在每个孔中加入不同小分子化合物至终体积为 200μl。利用通透性好的封口膜将 96 孔板封闭，而后在将盖子盖上。37℃条件下培养 5h。

(4) 按照 MIC 值将抗生素加入 96 孔培养板中，作用 5h 后打开盖子，将每个孔补加胰蛋白胨大豆肉汤培养基。利用全自动细菌生长仪连续监测 24h 菌体生长的动力学变化特征。

(5) 培养 24h 后，取出 96 孔培养板，肉眼观察每个孔中菌体培养物沉淀的程度。根据 96 孔培养板反映的数据，绘制每个孔中菌体生长曲线。利用菌体形成单位与菌体培养物 $OD_{600}$ 值达到 0.6 所需要的时间。检查这些数据是否符合正态分布的特点，并且将差异显著（$P <$ 0.05）的数据作为阳性对照。

(6) 为了借助菌体形成单位形成的情况来评估目标小分子化合物对铜绿假单胞菌杀灭的能力，利用浓度为 10mmol/L $MgSO_4$ 来洗涤菌体及进行 10 倍倍比稀释后，将稀释菌液涂布于胰蛋白胨大豆肉汤琼脂培养平板上。最后，分别在 24h 和 48h 对菌体形成单位进行计数。

（五）提示与注意事项

1. 96 孔培养板是实现高通量筛选不同小分子化合物杀灭病原菌的理想操作平台。

2. 实验过程中，所使用的抗生素浓度是基于 MIC 来确定的。

3. 为了降低由于微量蒸发菌液对实验数据的干扰，需要利用培养液对试验样品进行补充封闭。

4. 提高抗生素浓度会造成菌体形成蛋白形成时间的延长。

## 二、金黄色葡萄球菌生物被膜体外模型的建立

（一）原理与背景

葡萄球菌等易产生持留性的条件性致病菌通常通过产生生物被膜来促进其持留性表型的形成。而有效建立实验性研究所需的生物被膜体外模型对于细菌持留性的研究十分必要。当前，利用 96 孔培养板进行体外生物被膜形成的技术已经十分成熟，此种技术属于静态培养法来模拟生物被膜早期形成。随着不同细菌生物被膜形成机制及模拟临床治疗与生物被膜相关疾病的研究不断深入，常规 96 孔培养板静态诱导细菌生物被膜形成不能很好满足一些对培养过程中不同参数设定等的需求，因此需要一种实验相关材料准备及实验操作较为简便的实验方法。利用引导片等实验材料来替代 96 孔培养板实现生物被膜形成的实验技术是一种改良型生物被膜体外模型建立的实验技术。基于恒温空气摇床等实验平台，改良型实验技术可以实现生物被膜培养在一定材质的引导片上产生。本实验利用金黄色葡萄球菌作为生物被膜体外培养的实验用菌株，采用改良型引导片法来模拟医院源性治疗器械植入性持留菌生物被膜形成的过程。

（二）实验试剂

胰酪胨大豆肉汤培养基（1.7% 胰酪胨、0.3% 大豆胨、0.5%NaCl、0.25%NaH$_2$PO$_4$ 和 0.25% 葡萄糖）、营养琼脂（1% 蛋白胨、0.5% 牛肉浸出物、0.5%NaCl、1.4% 琼脂粉）、营养肉汤（1% 蛋白胨、0.5% 牛肉浸出物、0.5%NaCl）、0.85% 生理盐水、1% 结晶紫溶液、2.5% 戊二醛固定液。

（三）实验器材

无菌接种环、无菌硅橡胶管、无菌三角锥瓶、紫外分光光度计、玻璃比色皿、恒温空气摇床、超声波细胞破碎仪、涡旋振荡器。

（四）实验操作步骤

1. 引导片培养生物被膜

(1) 利用无菌接种环挑取实验室保存的金黄色葡萄球菌培养平板上的单克隆菌落，并且转置于 5ml 胰酪胨大豆肉汤培养基中。利用恒温空气摇床在 37℃和 120r/min 条件下培养 24h。

(2) 借助紫外分光光度计测定 OD$_{600}$ 数值，利用胰酪胨大豆肉汤培养基将金黄色葡萄球菌培养液稀释处理，使菌液中菌体数量接近 10$^6$CFU/ml。

(3) 在 100ml 规格三角锥瓶中加入 10ml 胰酪胨大豆肉汤培养基，将无菌处理的硅质橡胶片放入三角锥瓶中，并且加入 100μl 10$^6$CFU/ml 的菌体培养物。

(4) 实验阴性对照组的设立，注意不能加入菌体培养物。

(5) 将实验组与阴性对照组放入恒温空气摇床中，在 37℃和 120r/min 条件下培养 72h。

(6) 培养过后，将硅质橡胶片取出，并利用无菌生理盐水进行洗涤，除去浮游菌。

(7) 将硅质橡胶片放置于 20ml 生理盐水中，并且利用超声波细胞破碎仪（功率 22%）处理 10min。

(8) 从超声处理的液体中吸取 0.1ml 液体，并且将其涂布于营养琼脂培养板上，在 37℃恒温培养箱中培养 24h。

(9) 观察培养板上菌落形成的状况。

2. 生物被膜在引导片上黏附能力的测定　鉴于超声波震荡后的菌液直接涂布过夜培养的菌液会在培养板上形成致密的菌落，这样不利于准确对形成菌落进行计数。因此，将超声波震荡处理的菌液 10 倍倍比稀释处理，连续稀释 4 个滴度（10$^{-4}$），分别涂布于培养平板上过夜孵育培养。通过对培养平板上出现的菌落数进行准确计数后，依赖公式进行计算则可获得生物被膜生长状态的定量指标。

计算公式如下：引导片菌落数（CFU/cm$^3$）=（肉眼计数菌落个数 × 稀释倍数）/引导片体积（cm$^3$）。

3. 不同培养时间对引导片上生物被膜形成的差异的分析

(1) 将菌体浓度为 10$^6$CFU/ml 的 0.1ml 金黄色葡萄球菌菌液接种于 10ml 胰酪胨大豆肉汤培养基中，而后将无菌硅质橡胶片放入三角锥瓶中。

(2) 实验阴性对照组的设立，注意不能加入菌体培养物。

(3) 将实验组和阴性对照组置于恒温空气摇床中，在 37℃和 120r/min 条件下培养 24h。培养过程中，分别在 24h、48h 和 72h 三个时间点取出硅胶引导片。利用生理盐水对引导片进行冲洗，而后超声波震荡处理。

(4) 将硅质橡胶片放置于 20ml 生理盐水中，并且利用超声波细胞破碎仪（功率 22%）处理 10min。

(5) 从超声处理的液体中吸取 0.1ml 液体，并且将其涂布于营养琼脂培养板上，在 37℃恒温培养箱中培养 24h。

(6) 观察培养板上菌落形成的状况。计数并且计算。

(7) 此外，将 3 个时间点取出的引导片利用生理盐水洗涤后，以 2.5% 戊二醛固定处理，送扫描电镜观察生物被膜形成情况。

**4. 不同培养温度对引导片上生物被膜形成的差异的分析**　注意将培养时间转变为不同温度，即 22℃、33℃和 37℃。

（五）提示与注意事项

1. 引导片材质的选择在一定程度上会影响金黄色葡萄球菌在其表面形成生物被膜的能力。因此，选择质地不同的材料应该最大限度去模拟临床治疗器械的材质。

2. 为了不损坏超声波发生器，在超声波震荡处理引导片时，需要将变幅杆插入浸泡有引导片的生理盐水中。

3. 在超声波震荡时，由于超声波在液体里发生空化效应，会让液体温度很快升高。实验操作人员时刻关注超声波震荡处理的液体温度，确保液体温度过高而破坏菌体活性。建议采用冰浴，并且短时间（每次震荡不超过 5s）数次震荡处理。

## 三、金黄色葡萄球菌转座子文库构建的实验操作

（一）原理与背景

持留菌是存在于细菌群落中的一小部分表型发生变异的亚群。其能够在致死性浓度药物环境中存活。持留菌抗药性杀菌曲线通常呈现双向性，并且无遗传稳定性。因此，持留菌在临床治疗上的重要性不亚于耐药菌。金黄色葡萄球菌在社区获得性 / 医院源性感染中占据重要地位，严重时可导致菌血症、中毒性休克等临床症状。由于具有极高的传播性，以及易产生耐药性，临床治疗金黄色葡萄球菌引起的相关疾病突显困难，使得金黄色葡萄球菌感染逐年递增，并且病死率有提升的态

势。鉴于金黄色葡萄球菌持留菌在临床感染性疾病中的重要性，探索金黄色葡萄球菌持留性形成机制就显得十分必要。在诸多研究持留菌形成机制的实验方法中，利用基因文库来筛选和鉴定持留性相关基因是最常用的方法。很多研究工作者借助转座子突变文库、定点突变文库和表达文库筛选从铜绿假单胞菌和大肠杆菌中获得了若干与持留性相关基因，这些基因的生物功能鉴定对于研究人员深入认识持留菌形成机制具有重要意义。本实验中，利用转座子突变文库技术来对金黄色葡萄球菌持留性相关基因鉴定进行阐述，可为利用相似技术来研究其他细菌持留性提供参考信息。在介绍转座子突变体文库的构建原理之前，先了解几个关键点。转座子是一类可以自主位移并插入宿主基因组中随机位点的移动遗传因子，这种转位特性使它可以直接或间接地造成基因重排，引起基因变异。基于转座子的特殊生物学功能，转座子文库构建是将转座子插入细菌染色体中。通过转座子的随机插入，大量突变菌体形成。在这些突变菌体中，有些含有与持留性形成相关基因失活的个体。这些突变菌可以用于进一步研究相关基因在细菌持留性形成过程中的作用。现在转座子突变技术已经成为微生物分子遗传学研究的有力工具之一，转座子及其衍生物作为插入突变原或分子标签已被广泛地应用于基因的分离和克隆当中，特别是某些具有随机转座特性的转座子，已成为发现新基因、克隆功能基因、发掘已知基因的新功能、研究蛋白功能的有效工具。

（二）实验试剂

1. **质粒与菌株**　含有转座子 Tn917 的温敏穿梭质粒 pID408（具有在大肠杆菌克隆菌 DH5α 中复制增殖及在金黄色葡萄球菌复制增殖的抗性基因）、DH5α 化转感受态细胞、金黄色葡萄球菌 RN4220 菌株。

2. **主要试剂**　胰蛋白胨、酵母提取物、NaCl、琼脂粉、胰蛋白胨大豆肉汤培养基、脑心浸液培养基、甘油、蔗糖、琼脂糖、核酸染料、DNA Marker、溶葡萄球菌素、基因组提取试剂盒、质粒提取试剂盒、DNA 产物纯化试剂盒、T4 连接酶、核酸限制性内切酶、Tris 碱、EDTA、红霉素、氯霉素和氨苄西林。

（三）实验器材

PCR 扩增仪、恒温摇床、恒温培养箱、0.2cm 电击杯、基因电穿孔仪、冷冻离心机、超声波清洗机。

（四）实验操作步骤

**1. 常规试剂配制**

(1) LB 固体和液体培养基的配制：称取胰蛋白胨 10g，酵母提取物 5g，NaCl 10g，若配制固体培养基则另加入 15g 琼脂粉，溶于 800ml 去离子水，用 pH 计调节 pH 至 7.0，加去离子水定容至 1000ml。配制好的培养基于高压灭菌锅灭菌，参数设置为 121℃，20min。

(2) 胰酪胨大豆肉汤液体培养基及固体培养基的配制：称取 3g 胰酪胨大豆肉汤培养基干粉，或配制固体培养基另加 2g 琼脂粉，加入去离子水 100ml，充分混匀。配制好的培养基于高压灭菌锅灭菌，参数设置为 121℃，20min。

(3) 1% 琼脂糖凝胶的配制：称取 1g 琼脂糖，加入 100ml 1×TE 溶液中，用微波炉加热使琼脂糖完全溶解，稍冷却待热而不烫手时加入核苷酸染料溶液 10μl，摇匀。安装好模具，插好梳子，将配制好的凝胶溶液倒入插好梳子的模具中，40min 左右后凝胶凝固，拔掉梳子后即可使用。

(4) 0.5mol/L 蔗糖溶液的配制：称取 171g 蔗糖，加入 800ml ddH₂O，定容至 1000ml，用高压灭菌锅灭菌，参数设置为 115℃，15min。

(5) pH 8.0 TE 缓冲液配制：将 Tris 碱 6.06g 利用去离子水 40ml 进行溶解，滴加浓 HCl 约 2.1ml，调 pH 至 8.0，定容至 50ml。称取 9.306g EDTA-Na₂·2H₂O 粉末，加去离子水 35ml，充分混匀，用约 1g NaOH 颗粒调 pH 至 8.0，定容至 50ml（EDTA 二钠盐需加入 NaOH 将 pH 调至接近 8.0 时才会溶解）。1×TE 的配制为 1mol/L Tris-HCl 1ml 与 0.5mol/L EDTA 0.2ml 加入 80ml 去离子水，调节 pH 至 8.0，加去离子水至总容积 100ml。

**2. 质粒提取实验操作步骤**（按照试剂盒说明书操作）

(1) 取 5ml 培养的细菌，利用离心机在 12 000g 的条件下离心 2min，除去上清液。

(2) 在离心沉淀物中加入 250μl Cell Resuspension Solution 溶液，利用涡旋振荡器混匀。若从金黄色葡萄球菌离心沉淀物进行质粒提取，则需要加入 10μl 浓度为 1mg/ml 溶葡萄球菌素消化至菌液清凉透明。

(3) 在混合溶液中加入 250μl 细胞裂解液，轻柔颠倒混匀数次，而后在室温条件下放置 5min。

(4) 在混合溶液中加入 10μl Alkaline 蛋白酶溶液，轻柔颠倒混匀数次，而后在室温条件下放置 5min。

(5) 在混合溶液中加入 350μl Neutralization 溶液，轻柔颠倒混匀数次后出现白色絮状沉淀物。

(6) 利用离心机将含有白色絮状沉淀的混合液以 14 000g 进行 10min 离心，使白色絮状沉淀物与溶液分离（当进行金葡菌质粒提取时，应加大离心转速和时间以使沉淀稳定，便于吸取沉淀）。

(7) 小心用枪头吸取离心后样品中的上清液，将上清液加入质粒提取试剂盒配备的离心吸附柱中，以 14 000g 离心 1min。

(8) 弃去质粒提取试剂盒配备的离心吸附柱配套的收集管中液体，向离心柱子中加入 750μl（预前加入 75% 乙醇）Column Washing 溶液，以 14 000g 离心 1min。

(9) 弃去收集管中液体，向离心柱中加入 250μl Column Washing Solution，14 000g 离心 2min。

(10) 在室温条件下将离心柱晾干（充分使酒精挥发），将离心柱转置于新 EP 管上，加入无核酸酶水 50μl。在室温将离心管静置 2min 后，以 14 000g 离心 1min 洗脱收集质粒 DNA。

### 3. 金黄色葡萄球菌感受态制备

(1) 将 5ml 金黄色葡萄球菌菌液利用胰酪胨大豆肉汤培养基过夜培养。

(2) 1ml 过夜培养物加入 100ml 新鲜胰酪胨大豆肉汤培养基（$OD_{550}$ 数值此时约为 0.01）。在恒温摇床中以 37℃、200r/min 培养，直至 $OD_{550}$ 数值达到 0.2～0.25。

(3) 在低温环境下，以浓度为 0.5mol/L 的预冷蔗糖洗涤 4 次（分别以 100ml、25ml、10ml 和 1ml 洗涤）。全过程可在冰浴上进行，先将 100ml 菌液分装于 4 个离心管中离心，各管均以 25ml 洗涤，在冰上放置 5min。最后将 4 管离心产物以 25ml 蔗糖洗涤，冰上放置 5min；以 10ml 洗涤，冰上放置 5min；以 1ml 洗涤，转移至 EP 管，离心前冰上放置 15min；最后以 300μl 蔗糖重悬。离心过程中需要利用低温冷冻离心机进行，离心参数设置为 4℃，5000r/min 10min。最终以 500μl 浓度为 0.5mol/L 蔗糖重悬细菌。马上用于电转化的感受态冰上放置 20min，余下感受态直接冻存于 −80℃冰箱。

(4) 在 100μl 金黄色葡萄球菌感受态中加入 10μl 质粒 DNA，孵育 15min。

(5) 电穿孔仪参数设置：2.5kv，200Ω，25μF。

(6) 电转后将电转杯内的菌液用胰酪胨大豆肉汤培养基冲洗，转移到装有 1ml 胰酪胨大豆肉汤培养基的玻璃试管内；30℃复苏 2h。

(7) 将复苏后的菌液离心后涂布于合适的胰酪胨大豆肉汤培养基抗性平板（平板氯霉素浓度应用 10μg/ml，平板四环素浓度应用 5μg/ml，平板红霉素浓度应用 3～10μg/ml）于 30℃孵箱培养。

### 4. 验证电转化是否成功

(1) 挑取氯霉素抗性平板（10μg/ml）上形成的金黄色葡萄球菌单菌落，过夜培养后按照上述方法提取质粒 DNA，将提取的质粒 DNA 进行 BamHI 和 EcoRI 双酶切鉴定。

(2) 配制双酶切反应体系（3μl 质粒 DNA、0.5μl EcoRI、0.5μl BamHI、1μl 10×K 缓冲液、5μl 去离子水）。反应在 37℃环境下进行 5h。

### 5. 诱导转座子活性以及建立文库

(1) 将成功转入 pID408 质粒 DNA 的金黄色葡萄球菌单菌落接种于 2ml 胰酪胨大豆肉汤培养基（红霉素浓度 20μg/ml 和氯霉素浓度 20μg/ml）中。在恒温摇床中，30℃培养 24h。

(2) 将培养物吸取 50μl 转置于 5ml 无抗胰酪胨大豆肉汤培养基（由于加入的 50μl 菌液中含有一定浓度红霉素，此时培养基中含有低剂量红霉素，浓度约为 0.2μg/ml，这对于转座子诱导活性是有利的）。在恒温摇床中，以 43℃ 250r/min 培养诱导转座 18h。

(3) 取 5μl 诱导后的菌液，涂布于 20μg/ml 红霉素培养平板上。在恒温培养箱中，以 43℃进一步诱导转座作用的发生，则培养长出的单菌落多数为转座成功的菌落（确定其中比例需要测定转座频率或者挑取单菌落测试耐药性）。

(4) 接下来可以一个个收集单菌落，建立文库；也可以将平板上的菌落洗涤下来，收集成文库，用于筛选实验等（这是初步的文库，其中含有小部分并非成功发生转座的菌落）。

### 6. 转座突变株的筛选

(1) 当金黄色葡萄球菌菌落对培养平板上的红霉素具有抗性而对氯霉素敏感时，表明 pID408 质粒 DNA 丢失，并且转座子成功实现转座作用。

(2) 筛选成功转座的突变株，将成功实现转座文库中的 100 个菌落利用灭菌牙签挑取后，分别画线于单独红霉素抗性和红霉素－氯霉素抗性培养平板上。置于恒温培养箱中，37℃过夜培养。在红霉素抗性培养平板上可以形成菌落。无法在红霉素－氯霉素双抗性培养平板上生长的菌落可被鉴定为成功发生转座的插入型突变菌株。

（五）提示与注意事项

1. 在制备金黄色葡萄球菌感受态细胞的过程中，要注意培养温度与常规大肠杆菌感受态制备条件有差异。

2. 由于转座子文库在构建过程中，转座子具有随机插入的概率，因此需要后续进一步对所构建出来的转座子文库进行转座子插入效率的评估。

## 四、鲍曼不动杆菌持留性鉴定的实验操作

（一）原理与背景

鲍曼不动杆菌广泛存在于医院及自然界环境中，这类菌体能够耐受外界极端环境，如热辐射和干燥。鲍曼不动杆菌不仅住院患者多部位定殖，而且可以在非生物表面形成生物被膜。这种生物特性令临床医生在鲍曼不动杆菌感染的诊断、治疗和预防控制上存在很多困难。鲍曼不动杆菌作为一种重要的医院源性病原微生物，其持留菌的形成明显增加了临床治疗的难度。与此同时，持留菌也被认为是鲍曼不动杆菌耐药率极高的一个重要原因。对鲍曼不动杆菌持留菌的形成特征和规律的相关研究对于持留的感染治疗和指导临床用药方面均具有重要意义。目前，抗生素治疗仍旧是鲍曼不动杆菌感染控制的常用策略。本实验利用鲍曼不动杆菌标准株ATCC19606作为实验菌株，首先测定了鲍曼不动杆菌的生长曲线及对13种不同抗生素的MIC值，对鲍曼不动杆菌耐药性有了初步认识。分析检测鲍曼不动杆菌具有形成抗生素耐受的持留菌能力，并对分离及定量鲍曼不动杆菌持留菌的方法进行优化，从而定量不同条件下的持留菌水平，为进一步了解鲍曼不动杆菌持留菌表型特征和形成规律提供实验数据。

（二）实验试剂

1. 常规试剂　LB培养基和磷酸盐缓冲液。

2. 不同抗生素配制

(1) 四环素配制：称取40mg四环素粉末，用10ml无水乙醇充分溶解，分装后置于−20℃保存。药物浓度为4mg/ml。

(2) 多黏菌素配制：称取10mg多黏菌素B粉末，利用10ml灭菌去离子水充分

溶解后过滤除菌。将终浓度为 1mg/ml 的溶液分装并置于 –20℃保存。

(3) 其他抗生素配制：包括卡那霉素、阿米卡星、妥布霉素、环丙沙星、亚胺培南、左氧氟沙星、头孢曲松、头孢噻肟、头孢他啶、氨苄西林在内，分别称取相应抗生素粉末 40mg 后溶解于 10ml 灭菌去离子水并充分溶解。每种药物终浓度为 4mg/ml。过滤除菌后分装并置于 –20℃保存。

（三）实验器材

无菌 EP 管、吸取范围为 20～300μl 的 8 道移液枪、分光光度计、高速冷冻离心机、恒温培养箱、恒温摇床。

（四）实验操作步骤

1. 鲍曼不动杆菌标准株生长曲线测定　将复苏的鲍曼不动杆菌标准株 ATCC19606 进行单菌落挑选。单菌落转置于 5ml LB 培养基中，利用恒温摇床在 37℃和 200r/min 条件下过夜培养 12h。培养菌液 $OD_{600}$ 值约为 1.2。利用 LB 培养基将菌液进行 100 倍稀释处理后，连续培养 24h。以接种时刻为零点，每隔 1h 提取菌液样品进行 $OD_{600}$ 值的测定，并绘制鲍曼不动杆菌 ATCC19606 培养 24h 的生长曲线。

2. 鲍曼不动杆菌在不同抗生素作用下的 MIC 值测定　为了获得生长于 LB 培养基中鲍曼不动杆菌标准株 ATCC19606 针对不同抗生素的 MIC 值，将鲍曼不动杆菌标准株 ATCC19606 置于 37℃恒温摇床以 200r/min 转速进行培养。利用分光光度计测定菌液的 $OD_{600}$ 值，并且将 1ml $MgSO_4$（10mmol/L）溶液调整至 0.1，这样可确保与 1ml 含有 $10^8$ 个菌体标准培养物相吻合。利用 LB 培养基将菌体培养物稀释 200 倍，获得每毫升 $5×10^5$ 个菌体的接菌用培养物。将 150μl 特定抗生素溶液加入 150μl 菌体培养物中配制 2 倍倍比稀释的工作液。培养 24h 后，分光光度计测定菌体培养物的 $OD_{600}$ 值。当 $OD_{600}$ 值反映出特定抗生素浓度条件下能够完全抑制细菌生长时，此时的抗生素浓度为 MIC。实验需要重复 3 次。

3. 持留性鲍曼不动杆菌的筛选

(1) 将冻存菌进行复苏，接种到 5ml LB 培养基中，在恒温摇床中以 37℃和 200r/min 转速进行过夜培养。

(2) 利用 LB 培养基将过夜培养物进行 100 倍稀释处理。

(3) 根据鲍曼不动杆菌对特定抗生素的 MIC 值作为参考，在稀释菌液中加入

10～100 倍最低抑菌浓度 MIC 的抗生素。

(4) 在恒温摇床中，以 37℃和 200r/min 转速进行 6h 培养。

(5) 从未加入抗生素开始，每隔 1h 对培养菌液进行取样。将所取 500μl 样品转移至 1.5ml EP 管，并利用高速离心机以 8000g 对样品进行 5min 离心处理。

(6) 将离心后上清液小心从 EP 管中弃除，不能损耗沉淀菌体物。

(7) 将沉淀菌体利用 1ml 磷酸盐缓冲液清洗，混匀后以 1400g 离心 5min。将离心后上清液小心从 EP 管中弃除，不能损耗沉淀菌体物。

(8) 为了将抗生素从菌体培养物中彻底清除，反复洗涤菌体培养物 2～3 次。

(9) 利用 500μl LB 培养基重选菌体沉淀物。此时获得的菌体可视为持留菌。

**4. 对持留菌进行定量处理** 将菌液通过稀释处理后，涂布于培养平板上培养计数是定量存活的持留菌的金标准。本实验在 LB 培养平板上涂布不同稀释处理的鲍曼不动杆菌标准菌株 ATCC1960 培养物来确定样品中的 CFU。不过，这种金标准具有工作量大的缺点。本实验利用 96 孔培养板连续稀释，实现高通量筛选持留菌。

(1) 将 96 孔培养板的第 1 列作为原始菌液培养物存放孔。按照每孔加入 270μl LB 培养基，将除了第一排的所有微孔进行 LB 培养物的填充。

(2) 在 96 孔培养板的第 1 列的 8 个孔加入 270μl 菌体培养物，每个样品做 3 个重复。

(3) 利用排枪从第 1 列的微孔中吸取 30μl 样品加入第 2 列微孔中，充分混匀。由此实现对菌体培养物的 10 倍稀释处理。

(4) 将菌体培养物连续在后续列的微孔中进行倍比稀释。

(5) 分别取 100μl 稀释样品涂布于 LB 培养平板上，在恒温培养箱中 37℃培养 16h。

(6) 计算 CFU。公式：CFU/ml= 单克隆菌体数目 $\times 10 \times 10^{稀释倍数}$。

**5. 持留菌耐药表型的分析** 挑取经过抗生素处理后存活下来的持留菌单菌落。将单菌落接种于 50 倍 MIC 的抗生素 LB 培养平板上，同时将不含有抗生素的 LB 培养平板作为对应菌落生长情况的对照实验组。在恒温培养箱中，以 37℃培养 16h。培养过程中观察单克隆菌落在含抗生素培养平板上的生长状况，由此确定持留菌耐药性表型。

（五）提示与注意事项

1. 在配制抗生素工作液时，需要明确抗生素溶解的特性，正确选择合适的溶剂来对特定抗生素进行溶解。

2.利用 96 孔培养板进行菌液倍比稀释具有方便快捷的优点，建议推广使用。

## 五、白念珠菌生物被膜中持留菌检测的实验方法

（一）原理与背景

与非聚集状态白念珠菌的生理特征相比，白念珠菌产生生物被膜可将具有持留性念珠菌进行聚集性包裹。受到生物被膜保护的这一持留菌群落可以耐受绝大多数治疗真菌感染的特效药。与原核生物持留性形成机制相似，白念珠菌持留性的形成并非外界压力迫使菌体发生基因突变导致的，而是在正常真菌群中就一直存在具有持留性生物表型的白念珠菌。将经历了高浓度抗真菌药物处理后留存下来的持留性白念珠菌培养物重新孵育，在已经形成的生物被膜中可以再次产生等规模的持留菌菌群。虽然白念珠菌菌群可通过产生生物被膜给持留菌提供生存环境是一个不争的事实，但是相关机制与大多数细菌生物被膜诱导持留菌的产生是不同的。临床治疗中，对真菌感染患者周期性使用抗真菌药物治疗可不断诱发生物被膜中持留菌的产生。其中一个很重要的原因是，白念珠菌体内的活性氧将各种过氧化物歧化酶的酶学活性进行灭活，这样可促进菌群生成生物被膜的能力。鉴于持留性真菌在慢性感染中发挥的重要作用，白念珠菌产生生物被膜来促进持留菌形成的相关机制的研究将为研发针对抗生物被膜中持留菌的特效抗真菌制剂提供参考依据。其中，如何有效检测生物被膜中持留性真菌的数量对于上述研究至关重要。本部分将介绍针对抗真菌制剂处理白念珠菌后所产生成熟生物被膜中持留的占比方法。实验流程主要包含三部分：①诱导生物被膜成熟；②抗真菌制剂对成熟生物被膜处理；③对生物被膜中存活下来的菌体进行定量分析。

（二）实验试剂

1.**酵母浸出物葡萄糖培养基的制备** 将 20g 葡萄糖溶解于 1L 蒸馏水中。将 20g 蛋白胨和 10g 酵母浸出物完全溶解于 950ml 蒸馏水中。利用蒸馏水制备 40% 葡萄糖储存液（w/v）。将上述两种配制溶液高压灭菌。从 40% 葡萄糖储存液中吸取 50ml 溶液加入 950ml 的蛋白胨与酵母浸出物混合液中，最终配制成酵母浸出物葡萄糖培养基。所配制的培养基可在室温下存放。

2. PBS 溶液的配制　将 0.291g 氯化钾、0.24g 磷酸二氢钾、8g 氯化钠和 1.44g 磷酸氢二钠充分溶解于 1L 蒸馏水中。利用 1mol/L 氢氧化钠溶液将 PBS 缓冲液 pH 调至 7.4。PBS 缓冲液可室温保存。

3. RPMI 1640 培养基的制备　将 10.4g RPMI 1640 培养基干粉（购自 Sigma-Aldrich 公司）溶解于 900ml 蒸馏水中，而后加入 34.52g 3-（N-吗啉）丙磺酸，充分混匀溶解。利用 1mol/L 氢氧化钠溶液将培养基 pH 调至 7.0，并且利用蒸馏水将培养基定容至 1L。由于所配制培养基不能利用高压灭菌法处理，因此需要配制后立即利用除菌滤器进行过滤除菌。最后，RPMI 1640 培养基放置 4℃避光处保存。

4. 酵母浸出物葡萄糖琼脂培养基的制备　将 15g 琼脂、10g 酵母浸出物和 20g 蛋白胨在 950ml 蒸馏水中充分溶解，并且将无菌的 50ml 40% 的葡萄糖储存液加入溶液中。高压处理后，将酵母浸出物葡萄糖琼脂培养基处于液体状态的情况下导入细菌培养皿中，待培养基冷却凝固后，4℃封闭保存（可存放几个星期）。

（三）实验器材

恒温培养箱与恒温摇床。

（四）实验操作步骤

**1. 诱导成熟生物被膜的形成**

(1) 将保存于 –80℃条件下的白念珠菌培养物通过画线转移至酵母浸出物葡萄糖琼脂培养平板上，在 30℃条件下过夜培养单克隆菌株。挑选形成的单克隆菌株转移至装有 3～5ml 酵母浸出物葡萄糖培养基中，并且在 30℃条件下过夜震荡培养。

(2) 将过夜培养物吸取 1ml 转移至 EP 管中，并且利用相对离心力为 845g 进行菌体离心富集。将离心沉淀菌体利用 PBS 缓冲液洗涤两次。利用吸收波长为 600nm 的紫外分光光度计对所洗涤的过夜培养物进行 $OD_{600}$ 值的测定。

(3) 将 PBS 缓冲液洗涤两次的过夜菌体培养物利用 RPMI 1640 液体培养基稀释处理，达到 1ml 培养液中菌体数量约为 $10^6$ 个。

(4) 在 96 孔聚苯乙烯培养板中加入 100μl 稀释后的菌体培养物，然后将 96 孔培养板的盖子盖好，以防止微孔中生物被膜在生长过程中随水分蒸发而影响实验结果。

(5) 为了使菌体在微孔底部有效吸附，将转载有菌体培养物的 96 孔板置于 37℃

条件下孵育 1h。

(6) 将孵育后的 RPMI 1640 培养基从微孔中吸取干净，这样可以将未吸附在微孔壁上的菌体清除。利用 100μl 磷酸盐缓冲液对每个微孔进行洗涤。在洗涤的过程中需要注意的是避免破坏吸附在微孔壁上的菌体或生物被膜。操作人员可将枪头置于微孔侧壁并避免枪头接触微孔底部，在加入和吸取磷酸盐缓冲液洗涤的过程中动作要轻柔。

(7) 洗涤完毕后，在每个微孔中轻柔地加入 100μl 新鲜 RPMI 1640 培养基。实验操作完毕后将微孔培养板的盖子封好，置于 37℃条件下孵育 24h，使生物被膜成熟化。

### 2. 抗真菌制剂处理成熟的生物被膜

(1) 在使用抗真菌制剂处理成熟生物被膜之前，利用 RPMI 1640 培养液将浓缩的抗真菌制剂储存液进行稀释。稀释后的抗真菌制剂中含有的储存液的含量不足以影响产生生物被膜菌体的生物活性。例如，利用 DMSO 溶液进行储存的抗真菌制剂在 RPMI 1640 培养液稀释后，其 DMSO 的含量要控制在 2% 以内（低于 1% 是最佳稀释度），这样可以有效避免 DMSO 对菌体生物被膜形成的毒性作用，也是最终作为抗真菌制剂工作液的要求。

(2) 将微孔中的 RPMI 1640 培养基弃除，利用 100μl PBS 缓冲液对每个微孔进行轻柔洗涤。洗涤后，将微孔中残存的 PBS 缓冲液清理干净。

(3) 在磷酸盐缓冲液洗涤后的微孔中加入 90μl 新鲜 RPMI 1640 培养基和 10μl 抗真菌制剂工作液的混合液。实验设立的阴性对照处理样品是由只含 1% DMSO 溶液的 RPMI 1640 培养基处理实验微孔获得的。

(4) 在 37℃条件下，将上述实验微孔培养板孵育 24h。

### 3. 生物被膜中活体菌的定量

(1) 利用 100μl 磷酸盐缓冲液柔和地对微量孔进行洗涤。

(2) 洗涤后，微量孔中加入 100μl 磷酸盐缓冲液，利用微量移液器将微孔中的生物被膜充分重悬。

(3) 肉眼观察评估生物被膜重悬的程度。

(4) 在确认生物被膜充分重悬后，将 96 孔板利用盖板遮盖并利用封口膜将缝隙封闭。利用超声破碎仪进行 10min 破碎处理。

(5) 将超声破碎的生物被膜培养物利用磷酸盐缓冲液进行 10 倍倍比稀释。在新的 96 孔板中加入 180μl 磷酸盐缓冲液。将 20μl 重悬生物被膜溶液混入第 1 列微孔中充分混匀。依次将稀释后的 20μl 生物被膜混合液转移至下一列微孔中充分混合。连续进行倍比稀释，直到达到实验对生物被膜稀释的要求。

(6) 将每个稀释度的 100μl 样品置于酵母浸出物葡萄糖琼脂培养基上。利用灭菌的涂布棒将样品均匀涂布于平板培养基上。

(7) 将涂布样品的平板培养基置于 30℃环境中孵育 48h。

(8) 对每个平板都进行单克隆菌落的计数。

(9) 将阴性对照组作为参照，评估存活菌体的数量和比例。利用所使用的抗真菌制剂的浓度来绘制持留菌的百分含量图。若持留菌存于生物被膜中，持留菌对抗真菌制剂表现出来的剂量依赖型灭菌（双相杀菌型）。相较于低剂量抗真菌制剂就能杀灭大多数真菌，当一定比例菌群不会受到不断升高的抗真菌剂量的影响而继续存活时，持留菌就会成比例出现，在图中就呈现出一个持留菌存活的平台期（图 7-1）。

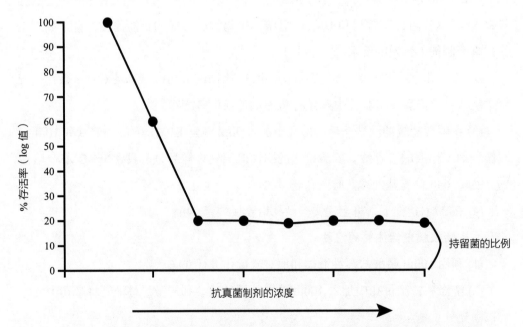

▲ 图 7-1　白念珠菌生物被膜中持留菌受到抗真菌制剂剂量依赖杀菌浓度处理后的生存比例

# 第8章 细菌－真菌混合产生生物被膜诱导持留菌产生的实验操作

## 一、表皮葡萄球菌－白念珠菌混合产生生物被膜的实验操作

（一）原理与背景

生物被膜中的持留菌耐药性极强，在感染部位很难彻底清除。大多数临床感染与微生物在医疗器械和组织器官上产生生物被膜有关。当患者在治疗中免疫力低下时，容易造成白念珠菌与致病菌（如表皮葡萄球菌）混合感染，形成真菌－细菌混合生物被膜。在这种类型生物被膜中的致病菌耐药性更强，临床治疗难度更大。研究真菌－细菌混合感染产生的生物被膜结构特点有助于研究人员寻找破解混合型生物被膜的新方法。实验人员利用聚氯乙烯材料建立了表皮葡萄球菌－白念珠菌混合感染诱导生物被膜产生的实验方法。

（二）实验试剂

表皮葡萄球菌标准株和白念珠菌标准株以冻干菌的形式长期保存于 $-80\,℃$ 冰箱。1cm×1cm×1mm 钛金属片经过 $121\,℃$ 高温灭菌备用。化学试剂分别是盐酸环丙沙星、四环素、庆大霉素、利福平、羰基氰化间氯苯腙、两性霉素 B、氟胞嘧啶、卡泊芬净、氟康唑、MH 琼脂、沙保罗琼脂、胰蛋白胨大豆肉汤培养基、2.5% 戊二醛固定液、活／死菌荧光染色剂。

（三）实验器材

恒温培养箱、恒温摇床、分光光度计、超声波振荡器、扫描电镜、激光共聚焦荧光显微镜和离心管。

（四）实验操作步骤

**1. 培养基和抗生素的配制**

(1) 胰蛋白胨大豆肉汤培养基的配制：称取 30g 胰蛋白胨大豆肉汤粉末，加入 1000ml 蒸馏水加热充分搅拌溶解，然后利用高压灭菌 30min，最后 4℃条件下保存备用。

(2) 各种抗生素的配制：称取 100mg 盐酸环丙沙星和两性霉素 B 分别溶解于 1000ml 蒸馏水中，配制成终浓度为 1000μg/ml 的盐酸环丙沙星和两性霉素 B 的工作液；分别将 100mg 利福平、庆大霉素、四环素、卡泊芬净、羰基氰化间氯苯腙、氟康唑和氟胞嘧啶溶解于 10ml 蒸馏水中，分别得到浓度为 10 000μg/ml 的上述溶液。这些抗生素溶液都是现用现配。

(3) 琼脂平板的制备：沙氏琼脂平板是将 70g 沙氏琼脂干粉倒入 1000ml 蒸馏水，加热搅拌充分溶解后高压灭菌 30min 处理。当培养基温度降至约 50℃时，将其导入无菌培养皿中，凝固后备用。MH 琼脂培养平板是将 40g MH 琼脂干粉倒入 1000ml 蒸馏水，加热搅拌均匀后高压灭菌 30min，等冷却至 50℃时，将其导入无菌培养皿中，凝固后备用。

**2. 建立白念珠菌 – 表皮葡萄球菌混合生物被膜模型**　首先分别将保存于 –80℃ 的白念珠菌冻干菌和表皮葡萄球菌冻干菌利用胰蛋白胨大豆肉汤培养基进行重悬，然后分别将白念珠菌和表皮葡萄球菌重悬液涂布于沙氏琼脂平板和 MH 琼脂平板，在 37℃条件下过夜培养。利用接菌环挑选两种平板上光滑的单菌落，分别置于含 10ml 胰蛋白胨大豆肉汤培养基中，并且在 37℃摇床以 150r/min 培养 24h。待培养微生物达到对数生长期时，利用分光光度计分别测定两种微生物的 $OD_{600}$ 值（以无菌胰蛋白胨大豆肉汤培养基为调零样品）。间接计算所培养微生物的浓度，再利用胰蛋白胨大豆肉汤培养基分别将两种微生物浓度调整至 $2 \times 10^6 CFU/ml$。将上述两种微生物按照体积 1 : 1 混合，最终混合液中白念珠菌和表皮葡萄球菌的浓度均为 $1 \times 10^6 CFU/ml$。吸取 10ml 混合菌液移至全自动细菌鉴定 / 药敏系统进行菌体鉴定和药敏检测。同时，将剩余混合菌液分装于 9 个离心管中，每个离心管中放置 1 块生物材料并在 37℃摇床以 150r/min 培养 24h，最终使表皮葡萄球菌和白念珠菌附着于生物材料表面产生混合型生物被膜。

**3. 药物诱导持留菌产生**　分别吸取浓度为 10 000μg/ml 的氟康唑、羰基氰化间氯苯腙、利福平、庆大霉素、四环素、卡泊芬净和氟胞嘧啶溶液移至 7 个装有 10ml 无菌胰蛋白胨大豆肉汤培养基的离心管中，使管中各种药物浓度为 100μg/ml。将 7 片含有表皮葡萄球菌和白念珠菌混合附着的生物材料分别放置于上述 7 个离心管中，同时将 2 片此种生物材料分别置于不含药物的培养基中作为阴性对照和空白对照。上述 9 个装有生物材料的离心管置于 37℃摇床 30r/min 孵育 1h。这样能够诱导表皮葡萄球菌和白念珠菌停止代谢活动，促使混合型生物被膜中的两种微生物处于休眠状态。诱导完成后，弃除培养基。利用无菌胰蛋白胨大豆肉汤培养基洗涤生物材料。分别吸取 2ml 浓度为 1000μg/ml 的盐酸环丙沙星和两性霉素 B 溶液，加入 200ml 无菌胰蛋白胨大豆肉汤培养基，使两种药物浓度均为 10μg/ml。将上述药物培养基分别加入阴性对照组和 7 个实验组的生物材料离心试管，并将试管置于 37℃摇床 30r/min 孵育 6h。通过诱导休眠处理，非持留菌将被高浓度药物培养基杀灭，只有持留菌才能存活。

4. **菌落计数**　将上述 9 块生物材料分别转移至 9 个含有新鲜无菌胰蛋白胨大豆肉汤培养基的离心管中，并使用超声清洗仪处理样品 10min 来洗脱附着于生物材料表面的混合生物被膜，最终使混合型生物被膜的表皮葡萄球菌和白念珠菌充分悬浮于培养基中。将每组处理的微生物悬液吸取 10μl 分别均匀涂布到沙氏琼脂培养板和 MH 琼脂培养板上，通过菌落形成的数量来评判生物材料上附着的白念珠菌和表皮葡萄球菌的数量。其中，空白实验组反映的是未诱导休眠和未经抗菌药物处理的表皮葡萄球菌和白念珠菌正常培养 24h 后在生物材料上的数量；阴性对照组是未经诱导休眠但利用高浓度药物处理的白念珠菌和表皮葡萄球菌附着在生物材料上自然产生混合型生物被膜中持留菌的数量；各实验处理组是经过不同药物抑制微生物代谢活动后混合型生物被膜中产生持留菌的数量。上述实验需要独立重复 10 次。

5. **菌种及耐药性检测**　将灭菌前及诱导休眠灭菌后的培养平板中的菌落配制成悬液，使用全自动细菌鉴定 / 药敏检测系统进行菌种鉴定及耐药性检测实验，以排除抗菌药物耐药等干扰性因素。

6. **扫描电镜观察持留菌形态结构**　在 5 片生物材料表面诱导产生混合型生物被膜。其中，1 片混合型生物被膜设为空白对照，直接利用扫描透射电镜观察；另外 4 片生物材料分别放入含有氟胞嘧啶、四环素、卡泊芬净和庆大霉素的胰蛋白胨大豆肉汤培养基离心管中，置于 37℃摇床 30r/min 诱导休眠 1h。诱导休眠完成后，取出空白对照组和 4 个药物处理组的生物材料，并转移至 6 孔培养板中。利用 4℃ 条件下存放的 PBS 缓冲液 3 次洗涤每个孔中的生物材料，以除去未附着于生物材料上的微生物。在 4℃ 条件下，利用 2.5% 戊二醛固定液处理生物材料 24h。固定处理后，取出生物材料并利用 PBS 缓冲液洗涤 3 次。接着利用 1% 锇酸溶液在 4℃ 条件下固定 2h，然后依次用 40%、70%、90% 和 99% 乙醇梯度脱水 20min，醋酸异戊酯置换 20min，叔丁醇 40℃ 渗透处理 2h，利用 $CO_2$ 临界干燥处理，最后离子溅射表面镀膜固定处理。将处理的生物材料置于扫描电子显微镜观察生物被膜超微结构。

7. **激光共聚焦显微镜观察混合型生物被膜中持留菌分布与生物被膜变化** 将活 / 死细菌检测试剂盒中的 SYTO9 和 PI 各一支同时溶解于 10ml 无菌蒸馏水中，配制活 / 死细菌染料，4℃ 避光处理。诱导 3 片生物材料产生混合型生物被膜，分别设立阴性对照组（未诱导微生物休眠但灭菌处理）、空白对照组（未诱导休眠及未灭菌）和实验处理组（诱导微生物休眠且灭菌）。在对实验组与阴性对照组进行灭菌处理后，将空白对照组、阴性对照组和实验组的生物材料移至 6 孔培养板中。分别利用 4℃ 保存的 PBS 缓冲液将上述 3 片生物材料洗涤 3 次，以去除为附着的微生物。

8. **统计学分析** 通过 SPSS16.0 统计分析软件将各实验组数据与空白对照组、阴性对照组数据进行比较分析。组间比较分析是利用独立样本 $t$ 检验分析方法进行，$P <$ 0.05 判定为差异显著。

（五）提示与注意事项

1. 在配制抗生素工作液时，需要明确抗生素溶解的特性，正确选择合适的溶剂来对特定抗生素进行溶解。

2. 生物样品需要通过物理或者化学方法固定后才能够进行电镜观察。

3. 样品在制备、拿取和保存过程中，佩戴干净无粉手套，使用的剪刀等制样工具亦要保持干净。

4. 严格按照使用规程操作，不得任意改变操作程序，激光共聚焦显微镜中的激光发射管使用寿命有限且价格昂贵。因此，在操作使用过程中切记，在开关的启动顺序及在扫描过程中努力做到保护好激光管。

## 二、铜绿假单胞菌 – 烟曲霉混合产生生物被膜的实验操作

（一）原理与背景

目前，全球七千多万呼吸道感染患者受到肺囊性纤维化的困扰。铜绿假单胞菌和烟曲霉是囊性纤维化病症的主要致病微生物。流行病学调查显示，60% 感染烟曲霉的患者同时伴有铜绿假单胞菌的感染。其原因可能与生物被膜形成相关。体内实验研究表明，铜绿假单胞菌对烟曲霉的增殖有抑制作用，并且可形成复杂的细菌 – 真菌混合"社区"来合成具有细胞外基质的生物被膜。混合型生物被膜对包裹于其中的微生物具有很强的耐药保护性。这可能与单纯烟曲霉所合成生物被膜及铜绿假单胞菌 – 烟曲霉混合型生物被膜两者之间的外排蛋白无差别上调有关。例如，混合型生物被膜中铜绿假单胞菌对头孢吡肟杀菌的耐受能力明显强于铜绿假单胞菌单独产生生物被膜对头孢吡肟杀菌的耐受能力。这也反映出，铜绿假单胞菌单独合成的生物被膜与混合型生物被膜在结构上有明显差异，即胞外基质成分不同。铜绿假单胞菌单独产生生物被膜的胞外基质成分为 eDNA、多糖、藻酸盐和蛋白质；烟曲霉和铜绿假单胞菌混合感染产生混合型生物被膜的胞外基质为 eDNA、蛋白质、多元醇、单糖、α-1,3 葡萄糖、半乳甘露聚糖和色素。此外，混合型生物被膜胞外基质比单一生物被膜具有更强的低渗透性，可有效抵御抗生素类药物通过渗透来杀灭生物被膜中的微生物。为了揭示铜绿假单胞菌 – 烟曲霉混合感染对患有肺囊性纤维化患者致病机制，有必要深入研究铜绿假单胞菌 – 烟曲霉混合感染后诱导产生的混合型生物被膜结构特征，从而探寻有效破坏混合型生物被膜结构，进而清除铜绿假单胞菌和烟曲霉的新思路和新方法。

（二）实验试剂

1. 铜绿假单胞菌标准株和烟曲霉标准株培养物保存于 −80℃。高压灭菌处理直径为 13mm 的圆形玻璃爬片，用于作为观察混合型生物被膜的载具。

2. 配制 PRMI-1640 培养基，称取 PRMI-1640 粉剂 10.35g 倒入无菌烧瓶中，利用 800ml 灭菌蒸馏水溶解，而后加入 3– 吗啉丙磺酸干粉 34.5g 继续搅拌溶解。利用 1mol/L 的氢氧化钠将培养基 pH 调至 7.0，最后利用灭菌蒸馏水将培养基补液至 1L。利用除菌滤器过滤除菌，并保存 4℃备用。

（三）实验器材

恒温培养箱、恒温摇床和扫描电镜。

（四）实验操作步骤

**1. 烟曲霉和铜绿假单胞菌悬液的制备**  烟曲霉培养物接种于马铃薯葡萄糖培养基斜面，37℃培养温箱中培养3～5天，然后转接于新鲜马铃薯葡萄糖培养基斜面再次在37℃培养温箱中培养3～5天。利用8ml含有0.025%Tween-20的灭菌磷酸盐缓冲液冲洗斜面培养基来收集烟曲霉的孢子。利用pH为7.0的RPMI-1640培养基重悬孢子。利用血细胞计数板将重悬液的孢子浓度调整为$1 \times 10^6$CFU/ml。

将铜绿假单胞菌培养物利用20ml pH为7.0的3-吗啉丙磺酸-PRMI-1640培养基在37℃恒温摇床中以转速为220r/min培养24h。利用新鲜的pH为7.0的3-吗啉丙磺酸-PRMI-1640培养基对培养物进行10倍稀释，使铜绿假单胞菌培养物的浓度为$1 \times 10^6$CFU/ml。

**2. 烟曲霉-铜绿假单胞菌混合型生物被膜的诱导**  1ml浓度为$1 \times 10^6$CFU/ml的烟曲霉孢子悬液移至无菌6孔培养板中预先培养16h。弃除培养基后，利用灭菌PBS缓冲液轻柔洗涤每个培养孔3次来除净未附着于培养孔的游离孢子。为了避免铜绿假单胞菌培养液对烟曲霉菌丝完整性的破坏，沿培养孔侧壁缓慢加入等体积浓度为$1 \times 10^6$CFU/ml的铜绿假单胞菌液，并在37℃恒温箱中静止培养24h。

**3. 混合型生物被膜结构的扫描电镜观察**  在烟曲霉与铜绿假单胞菌混合培养24h后可诱导产生混合型生物被膜。将培养基弃除，利用灭菌磷酸盐缓冲液轻柔洗涤3次来清除未附着的微生物。在尽量除尽PBS缓冲液的前提下，利用2.5%戊二醛对混合型生物被膜进行24h固定处理，而后利用磷酸盐缓冲液每次间隔10min洗涤固定样品3次。接着利用四氧化锇固定1h。再次利用磷酸盐缓冲液每次间隔10min洗涤固定样品3次。依次利用50%、70%、90%和无水乙醇间隔10min梯度脱水，其中无水乙醇对样品进行3次脱水处理。接着醋酸异戊酯置换20min，叔丁醇40℃渗透处理2h，利用$CO_2$临界干燥处理，最后离子溅射表面镀膜固定处理。将处理的生物材料置于扫描电子显微镜观察生物被膜超微结构。

（五）提示与注意事项

1. 在配制抗生素工作液时，需要明确抗生素溶解的特性，正确选择合适的溶剂来对特定抗生素进行溶解。

2. 生物样品需要通过物理或者化学方法固定后才能够进行电镜观察。

3. 样品在制备、拿取和保存过程中，佩戴干净无粉手套，使用的剪刀等制样工具亦要保持干净。

# 参考文献

[1] 姜倩倩，李国才. 毒素抗毒素系统促进持留菌形成的分子机制 [J]. 世界最新医学信息文摘，2019, 19(76): 120-131.

[2] 石廷玉，王园媛，向宇波，等. 结核分枝杆菌生物被膜基质及潜在的药物靶点和治疗策略 [J]. 中国科学：生命科学，2018, 48(7):760-771.

[3] 景双艳，魏莲花. 金黄色葡萄球菌生物膜形成及其与持留菌关系研究进展 [J]. 中国生物制品学杂志，2021, 34(1):102-105.

[4] 姜北，黎庶，张骁鹏，等. 金黄色葡萄球菌转座文库构建与持留突变株研究 [J]. 第三军医大学学报，2014, 36(9):923-927.

[5] 胡明，付晓杰，张庆，等. 大肠杆菌持留菌株与抗药菌株生长优势的比较 [J]. 山东农业科学，2019, 51(7):108-112.

[6] 王一鸣，谭紫凝，朱道咪，等. 群体感应调控肺炎克雷伯菌生物被膜研究进展 [J]. 吉林农业大学学报，2022, 44(5):512-519.

[7] 陈齐，华楠，伍军军，等. 铜绿假单胞菌生物被膜形成及其与持留菌关系研究进展 [J]. 世界临床药物，36(7):438-441.

[8] 崔鹏，许涛，张文宏，等. 细菌持留与抗生素表型耐药机制 [J]. 遗传，2016, 38(10):859-871.

[9] 李昕，曾洁，王岱，等. 细菌耐药耐受性机制的最新研究进展 [J]. 中国抗生素杂志，45(2):113-121.

[10] 钱鎏佳，吴佳慧，陈代杰. 细菌种间相互作用及其对混合感染的影响 [J]. 中国抗生素杂志，2019, 44(9):999-1007.

[11] 叶乐，甄向凯，欧阳松应. 原核生物Ⅶ型毒素 - 抗毒素系统研究进展 [J]. 微生物学报，2023, 63(3): 993-1007.

[12] 陈颖，王小燕，赵光强，等. 聚氯乙烯材料表面白念珠菌氯乙烯材料表面白念珠菌 - 表皮葡萄球菌混合生物膜结构观察 [J]. 中国修复重建外科杂志，2015, 29(5):609-614.

[13] 李更森，孔晋亮，罗劲，等. 铜绿假单胞菌密度感应系统对铜绿假单胞菌 - 烟曲霉菌早期混合生物被膜的体外作用研究 [J]. 中华医院感染学杂志，2019, 29(7):961-970.

[14] 牛媛媛，邱志刚. 持留菌的控制研究进展 [J]. 微生物学通报，2022, 49(9):3955-3966.

[15] 王琦，岳盈盈，李冰清. 持留菌的形成及致病机制的研究进展 [J]. 中国病原生物学杂志，2020, 15(11):1357-1362.

[16] 马亚男，朱玉莹，李维城，等.鲍曼不动杆菌耐药持留菌的特征及Ⅱ型毒素-抗毒素系统的多样性[J].微生物学报，2015,55(7):949-958.

[17] 龙冬艳，胡少平，陈新才，等.持留菌及其对微生物膜的耐受性影响研究进展[J].应用生态学报，2010，21(10):2707-2714.

[18] 姜北，黎庶，胡晓梅.持留菌研究方法的新进展[J].医学研究生学报，2014,27(6):665-668.

[19] 杨静文，常文姣.生物被膜感染特征及防治策略研究进展[J].临床输血与检验，2023,25(3):425-432.

[20] 曾建业，陈丹丹，王俣棋，等.金黄色葡萄球菌生物被膜耐药机制研究进展[J].2023,22(2):244-248.

[21] 胡维，刘科，朱毅，等.鲍曼不动杆菌生物被膜防治进展[J].中国抗生素杂志，2023,48(2):144-151.

[22] 唐诗琴，李小静.生物被膜在白念珠菌病的研究进展[J].2023,45(2):108-111.

[23] 侯博，王晨燕，周伦江.毒素—抗毒素系统在细菌生物被膜形成中的作用及调控机制[J].畜牧兽医学报，2022,53,(10):3326-3334.

[24] 蔡杨，凌保东.泛耐药鲍曼不动杆菌生物被膜相关基因及整合子与耐药性的关系[J].2022,21(7):690-696.

[25] 徐欢，刘静，张昭寰，等.动物模型在细菌生物被膜研究中的应用与展望[J].生物工程学报，2022,38(8):2840-2856.

[26] 戴明瑶，李亚诗，黄新妮，等.铜绿假单胞菌phz R对生物被膜基因转录及细胞运动性能的影响[J].广西师范大学学报(自然科学版),2023，41(2):161-174.

[27] 沈紫竹，李昱龙，孙志敏，等.细菌生物被膜分散及分子调控机制研究进展[J].微生物学通报，2021,48(5):1800-1809.

[28] 华可心，于淑颖，徐英春.白念珠菌生物被膜的研究进展[J].中国真菌学杂志，2021,16(1):56-59.

[29] 张君怡，王静怡，巴巨伟，等.细菌生物被膜检测与清除方法研究进展[J].食品研究与开发，2020,41(20):218-224.

[30] 羊玉林，叶水文，张楠.念珠菌生物被膜特性及抗生物被膜治疗[J].中国抗生素杂志，2020,45(10):968-973.

[31] 阴银燕，史艺，秦涛，等.生物被膜形成相关基因对鼠伤寒沙门菌耐药性的影响[J].中国病原生物学杂志，2020,15(1):47-51.

[32] Hobby GL, Meyer K, Chaffee E.Observations on the mechanism of action of penicillin[J].Exp Biol Med, 1942, 50(2):281-285.

[33] Moyed HS, Bertrand KP.HipA, a newly recognized gene of Escherichia coli K-12 that affects frequency of persistence after inhibition of murein synthesis[J].J Bacteriol, 1983, 155(2):768-775.

[34] Moyed HS, Broderick SH.Molecular cloning and expression of hipA, a gene of Escherichia coli K-12 that affects frequency of persistence after inhibition of murein synthesis[J].J Bacteriol, 1986, 166(2):399-403.

[35] Keren I, Shah D, Spoering A, et al.Specialized persister cells and the mechanism of multidrug tolerance in Escherichia coli[J].J Bacteriol, 2004, 186(24):8172-8180.

[36] Correia FF, D'Onofrio A, Rejtar T, et al.Kinase activity of overexpressed HipA is required for growth arrest and multidrug tolerance in Escherichia coli[J].J Bacteriol, 2006, 188(24):8360-8367.

[37] Germain E, Castro-Roa D, Zenkin N, et al.Molecular mechanism of bacterial persistence by HipA[J]. Mol Cell, 2013, 52(2):248-254.

[38] Kim Y, Wang X, Zhang XS, et al.Escherichia coli toxin/antitoxin pair MqsR/MqsA regulate toxin CspD[J].Environ Microbiol, 2010, 12(5):1105-1121.

[39] Cheng HY, Soo VW, Islam S, et al.Toxin GhoT of the GhoT/GhoS TA system damages the cell membrane to reduce ATP and to reduce growth under stress[J].Environ Microbiol, 2013, 16(6):1741-1754.

[40] Harrison JJ, Wade WD, Akierman S, et al.The chromosomal toxin gene yafQ is a determinant of multidrug tolerance for Escherichia coli growing in a biofilm[J].Antimicrob Agents Chemother, 2009, 53(6):2253-2258.

[41] Huemer M, Shambat SM, Brugger SD, et al.Antibiotic resistance and persistence-implications for human health and treatment perspectives[J].EMBO Rep, 2020, 21(12):e51034.

[42] Fisher RA, Gollan B, Helaine S.Persistent bacterial infections and persister cells[J].Nat Rev Microbiol, 2017, 15(8):453-464.

[43] Wood TK, Knabel SJ, Kwan BW.Bacterial persister cell formation and dormancy[J].Appl Environ Microbiol, 2013, 79(23):7116-7121.

[44] Wainwright J, Hobbs G, Nakouti I.Persister cells:formation, resuscitation and combative therapies[J]. Arch Microbiol, 2021, 203(10):5899-5906.

[45] Zhou Y, Liao H, Pei L, et al.Combatting persister cells:The daunting task in post-antibiotics era[J]. Cell Insight, 2023, 2(4):100104.

[46] Personnic N, Doublet P, Jarraud S.Intracellular persister:A stealth agent recalcitrant to antibiotics[J]. Front Cell Infect Microbiol, 2023, 13:1141868.

[47] Pan J, Song F, Ren D.Controlling persister cells of Pseudomonas aeruginosa PDO300 by (Z)-4-bromo-5-(bromomethylene)-3-methylfuran-2(5H)-one[J].Bioorg Med Chem Lett，23(16):4648-4651.

[48] Pan J, Xie X, Tian W, et al.(Z)-4-bromo-5-(bromomethylene)-3-methylfuran-2(5H)-one sensitizes Escherichia coli persister cells to antibiotics[J].Appl Microbiol Biotechnol, 2013, 97(20):9145-9154.

[49] Helaine S, Thompson JA, Watson KG, et al.Dynamics of intracellular bacterial replication at the single cell level[J].Proc Natl Acad Sci USA, 2010, 107(8):3746-3751.

[50] Claudi B, Sprote P, Chirkova A, et al.Phenotypic variation of Salmonella in host tissues delays eradication by antimicrobial chemotherapy[J].Cell, 2014, 158(4):722-733.

[51] Gelens L, Hill L, Vandervelde A, et al.A general model for toxin-antitoxin module dynamics can explain persister cell formation in E.coli[J].PLoS Comput Biol, 2013, 9(8):e1003190.

[52] Nguyen D, Joshi-Datar A, Lepine F, et al.Active starvation responses mediate antibiotic tolerance in biofilms and nutrientlimited bacteria[J].Science, 2011, 334(6058):982-986.

[53] Gao W, Chua K, Davies JK, et al.Two novel point mutations in clinical Staphylococcus aureus reduce linezolid susceptibility and switch on the stringent response to promote persistent infection[J].PLoS Pathog, 2010, 6(6):e1000944.

[54] Sharma SV, Lee DY, Li B, et al.A chromatin-mediated reversible drug-tolerant state in cancer cell subpopulations[J].Cell, 2010, 141(1):69-80.

[55] Moyed HS, Bertrand KP.hipA, a newly recognized gene of Escherichia coli K-12 that affects frequency of persistence after inhibition of murein synthesis[J].J Bacteriol, 1983, 155(2):768-775.

[56] Falla TJ, Chopra I.Joint tolerance to beta-lactam and fluoroquinolone antibiotics in Escherichia coli results from overexpression of hipA[J].Antimicrob Agents Chemother, 1988, 42(12):3282-3284.

[57] Mulcahy LR, Burns JL, Lory S, et al.Emergence of Pseudomonas aeruginosa strains producing high levels of persister cells in patients with cystic fibrosis[J].J Bacteriol, 2010, 192(23):6191-6199.

[58] Viducic D, Ono T, Murakami K, et al.Functional analysis of spoT, relA and dksA genes on quinolone tolerance in Pseudomonas aeruginosa under nongrowing condition[J].Microbiol Immunol, 2006, 50(4):349-357.

[59] Gonzalez Barrios AF, Zuo R, Hashimoto Y, et al.Autoinducer 2 controls biofilm formation in Escherichia coli through a novel motility quorumsensing regulator (MqsR, B3022)[J].J Bacteriol, 2006, 188(1):305-316.

[60] Helaine S, Cheverton AM, Watson KG, et al.Internalization of Salmonella by macrophages induces formation of nonreplicating persisters[J].Science, 2014, 343(6167):204-208.

[61] Brotz-Oesterhelt H, Beyer D, Kroll HP, et al.Dysregulation of bacterial proteolytic machinery by a new class of antibiotics[J].Nat Med, 2005, 11(10):1082-1087.

[62] Javid B, Sorrentino F, Toosky M, et al.Mycobacterial mistranslation is necessary and sufficient for rifampicin phenotypic resistance[J].Proc Natl Acad Sci USA, 2014, 111(3):1132-1137.

[63] Goneau LW, Yeoh NS, Macdonald KW, et al.Selective target inactivation rather than global metabolic dormancy causes antibiotic tolerance in uropathogens[J].Antimicrob Agents Chemother, 2014, 58(4):2089-2097.

[64] Ma C, Sim S, Shi W, et al.Energy production genes sucB and ubiF are involved in persister survival and tolerance to multiple antibiotics and stresses in Escherichia coli[J].FEMS Microbiol Lett, 2010, 303(1):33-40.

[65] Wolfson JS, Hooper DC, McHugh GL, et al.Mutants of Escherichia coli K-12 exhibiting reduced killing by both quinolone and beta-lactam antimicrobial agents[J].Antimicrob Agents Chemother, 1990, 34(10):1938-1943.

[66] Joers A, Kaldalu N, Tenson T.The frequency of persisters in Escherichia coli reflects the kinetics of awakening from dormancy[J].J Bacteriol, 2010, 192(13):3379-3384.

[67] Korch SB, Henderson TA, Hill TM.Characterization of the hipA7 allele of Escherichia coli and evidence that high persistence is governed by (p)ppGpp synthesis[J].Mol Microbiol, 2003, 50(4):1199-1213.

[68] Blattner FR, Plunkett G 3rd, Bloch CA, et al.The complete genome sequence of Escherichia coli K-12[J].Science, 1997, 277(5331):1453-1462.

[69] Gomes LC, Moreira JM, Miranda JM, et al.Macroscale versus microscale methods for physiological analysis of biofilms formed in 96-well microtiter plates[J].J Microbiol Methods, 2013, 95:342-349.

[70] Christensen GD, Simpson WA, Younger JJ, et al.Adherence of coagulase-negative staphylococci to plastic tissue culture plates:a quantitative model for the adherence of staphylococci to medical devices[J].J Clin Microbiol, 1985, 22:996-1006.

[71] Herczegh A, Gyurkovics M, Agababyan H, et al.Comparing the efficacy of hyper-pure chlorine-dioxide with other oral antiseptics on oral pathogen microorganisms and biofilm in vitro[J].Acta Microbiol Immunol Hung, 2013, 60:359-373.

[72] Brackman G, Hillaert U, Van Calenbergh S, et al.Use of quorum sensing inhibitors to interfere with biofilm formation and development in Burkholderia multivorans and Burkholderia cenocepacia[J]. Res Microbiol, 2009, 160:144-151.

[73] LaFleur MD, Kumamoto CA, Lewis K.Candida albicans biofilms produce antifungaltolerant persister cells[J].Antimicrob Agents Chemother, 2006, 50:3839-3846.

[74] Al-Dhaheri RS, Douglas LJ.Absence of amphotericin B-tolerant persister cells in biofilms of some Candida species[J].Antimicrob Agents Chemother, 2008, 52:1884-1887.

[75] Bink A, Vandenbosch D, Coenye T, et al.Superoxide dismutases are involved in Candida albicans biofilm persistence against miconazole[J].Antimicrob Agents Chemother, 2011, 55:4033-4037.

[76] Fauvart M, De Groote VN, Michiels J.Role of persister cells in chronic infections:clinical relevance and perspectives on anti-persister therapies[J].J Med Microbiol, 2011, 60:699-709.

[77] Gefen O, Balaban NQ.The importance of being persistent:heterogeneity of bacterial populations under antibiotic stress[J].FEMS Microbiol Rev, 2009, 33(4):704-717.

[78] Levin-Reisman I, Gefen O, Fridman O, et al.Automated imaging with ScanLag reveals previously undetectable bacterial growth phenotypes[J].Nat Methods, 2010, 7(9):737-739.

[79] Michel JB, Yeh PJ, Chait R, et al.Drug interactions modulate the potential for evolution of resistance[J].Proc Natl Acad Sci USA, 2008, 105(39):14918-14923.

[80] Levin-Reisman I, Fridman O, Balaban NQ.ScanLag:high-throughput quantification of colony growth and lag time[J].J Vis Exp, 2014, 15(89):51456.

[81] Guillier L, Pardon P, Augustin JC.Automated image analysis of bacterial colony growth as a tool to study individual lag time distributions of immobilized cells[J].J Microbiol Methods, 2006, 65(2):324-334.

[82] Orman MA, Brynildsen MP.Dormancy is not necessary or sufficient for bacterial persistence[J].Antimicrob Agents Chemother, 2013, 57(7):3230-3239.

[83] Orman MA, Brynildsen MP.Establishment of a method to rapidly assay bacterial persister metabolism[J].Antimicrob Agents Chemother, 2013, 57(9):4398-4409.

[84] Kalyuzhnaya MG, Lidstrom ME, Chistoserdova L.Real-time detection of actively metabolizing microbes by redox sensing as applied to methylotroph populations in Lake Washington[J].ISME J, 2008, 2(7):696-706.

[85] Schmid I, Nicholson JK, Giorgi JV, et al.Biosafety guidelines for sorting of unfixed cells[J].Cytometry, 1997, 28(2):99-117.

[86] Kohanski MA, Dwyer DJ, Hayete B, et al.A common mechanism of cellular death induced by bactericidal antibiotics[J].Cell, 2007, 130(5):797-810.

[87] Allison KR, Brynildsen MP, Collins JJ.Heterogeneous bacterial persisters and engineering approaches to eliminate them[J].Curr Opin Microbiol, 2011, 14:593-598.

[88] Balaban NQ.Persistence:mechanisms for triggering and enhancing phenotypic variability[J].Curr Opin Genet Dev, 2011, 21:768-775.

[89] Gerdes K, Maisonneuve E.Bacterial persistence and toxin-antitoxin loci[J].Annu Rev Microbiol, 2012, 66:103-123.

[90] Wakamoto Y, Dhar N, Chait R, et al.Dynamic persistence of antibioticstressed mycobacteria[J].Science, 2013, 339:91-95.

[91] Sakakihara S, Araki S, Iino R, et al.A single-molecule enzymatic assay in a directly accessible femtoliter droplet array[J].Lab Chip, 2010, 10:3355-3362.

[92] Iino R, Hayama K, Amezawa H, et al.A single-cell drug efflux assay in bacteria by using a directly accessible femtoliter droplet array[J].Lab Chip, 2012, 12:3923-3929.

[93] Zhao J, Schloss PD, Kalikin LM, et al.Decade-long bacterial community dynamics in cystic fibrosis airways[J].Proc Natl Acad Sci USA, 2012, 109(15):5809-5814.

[94] Folkesson A, Jelsbak L, Yang L, et al.Adaptation of Pseudomonas aeruginosa to the cystic fibrosis airway:an evolutionary perspective[J].Nat Rev Microbiol, 2012, 10(12):841-851.

[95] Romling U, Balsalobre C.Biofilm infections, their resilience to therapy and innovative treatment strategies[J].J Intern Med, 2012, 272(6):541-561.

[96] Cohen NR, Lobritz MA, Collins JJ.Microbial persistence and the road to drug resistance[J].Cell Host Microbe, 2013, 13(6):632-642.

[97] Pendleton JN, Gorman SP, Gilmore BF.Clinical relevance of the ESKAPE pathogens[J].Expert Rev Anti Infect Ther, 2013, 11(3):297-308.

[98] De Groote VN, Verstraeten N, Fauvart M, et al.Novel persistence genes in Pseudomonas aeruginosa identified by highthroughput screening[J].FEMS Microbiol Lett, 2009, 297(1):73-79.

[99] Hu Y, Coates AR.Transposon mutagenesis identifies genes which control antimicrobial drug tolerance in stationary-phase Escherichia coli[J].FEMS Microbiol Lett, 2005, 243(1):117-124.

[100] Hansen S, Lewis K, Vulic M.Role of global regulators and nucleotide metabolism in antibiotic tolerance in Escherichia coli[J].Antimicrob Agents Chemother, 2008, 52(8):2718-2726.

[101] Maisonneuve E, Shakespeare LJ, Jorgensen MG, et al.Bacterial persistence by RNA endonucleases[J].Proc Natl Acad Sci USA, 2011, 108(32):13206-13211.

[102] Maisonneuve E, Castro-Camargo M, Gerdes K.(p)ppGpp controls bacterial persistence by stochastic induction of toxin-antitoxin activity[J].Cell, 2013, 154(5):1140-1150.

[103] Kim JS, Heo P, Yang TJ, et al.Selective killing of bacterial persisters by a single chemical compound without affecting normal antibiotic-sensitive cells[J].Antimicrob Agents Chemother, 2011, 55(11):5380-5383.

[104] Pan J, Song F, Ren D.Controlling persister cells of Pseudomonas aeruginosaPDO300 by (Z)-4-bromo-5-(bromomethylene)-3-methylfuran-2 (5H)-one[J].Bioorg Med Chem Lett, 2013, 23(16):4648-4651.

[105] Starkey M, Lepine F, Maura D, et al.Identification of anti-virulence compounds that disrupt quorum-sensing regulated acute and persistent pathogenicity[J].PLoS Pathog, 2014, 10(8):e1004321.

[106] Que YA, Hazan R, Strobel B, et al.A quorum sensing small volatile molecule promotes antibiotic tolerance in bacteria[J].PLoS One, 2013, 8(12):e80140.

[107] Lawrence JR, Neu TR.Confocal laser scanning microscopy for analysis of microbial biofilms[J].Methods Enzymol, 1999, 310:131-144.

[108] Paddock SW, Eliceirikw KW.Laser scanning confocal microscopy:history, applications, and related optical sectioning techniques[J].Methods Mol Biol, 2014, 1075:9-47.

[109] Fenoul F, Le Denmat M, Hamdi F, et al.Confocal scanning laser microscopy and quantitative image analysis:application to cream cheese microstructure investigation[J].J Dairy Sci, 2008, 91(4):1325-

1333.

[110] Liu H, Naismith JH.An efficient one-step site-directed deletion, insertion, single and multiple-site plasmid mutagenesis protocol[J].BMC Biotechnol, 2008, 8:91.

[111] Bachman J.Site-directed mutagenesis[J].Methods Enzymol, 2013, 529:241-258.

[112] Carey MF, Peterson CL, Smale ST.PCR-mediated site-directed mutagenesis[J].Cold Spring Harb Protoc, 2013, 2013(8):738-742.

[113] Dong M, Wang F, Li Q, et al.A single digestion, single-stranded oligonucleotide mediated PCR-independent site-directed mutagenesis method[J].Appl Microbiol Biotechnol, 2020, 104(9):3993-4003.

[114] Endres JL, Yajjala VK, Fey PD, et al.Construction of a sequence-defined transposon mutant library in Staphylococcus aureus[J].Methods Mol Biol, 2019, 2016:29-37.

[115] Okshevsky M, Louw MG, Lamela EO, et al.A transposon mutant library of Bacillus cereus ATCC 10987 reveals novel genes required for biofilm formation and implicates motility as an important factor for pellicle-biofilm formation[J].Microbiologyopen, 2018, 7(2):e00552.

[116] Yu J, Wang Y, Han D, et al.Identification of Streptococcus mutans genes involved in fluoride resistance by screening of a transposon mutant library[J].Mol Oral Microbiol, 2020, 35(6):260-270.

[117] Ong ZX, Kannan B, Becker DL.Exploiting transposons in the study of *Staphylococcus aureus* pathogenesis and virulence[J].Crit Rev Microbiol, 2023, 49(3):297-317.

[118] Nilsson M, Givskov M, Tolker-Nielsen T.Transposon mutagenesis in Streptococcus species[J]. Methods Mol Biol, 2019, 2016:39-49.

[119] Christiansen MT, Kaas RS, Chaudhuri RR, et al.Genome-wide high-throughput screening to investigate essential genes involved in methicillin-resistant Staphylococcus aureus sequence type 398 survival[J].PLos One, 2014, 9(2):e89018.

[120] Girgis HS, Harris K, Tavazoie S.Large mutational target size for rapid emergence of bacterial persistence[J].Proc Natl Acad Sci USA, 2012, 109:12740-12745.

[121] Leung V, Levesque CM, Le′vesque CM.A stress-inducible quorum-sensing peptide mediates the formation of persister cells with noninherited multidrug tolerance[J].J Bacteriol, 2012, 194:2265-2274.

[122] Dhar N, McKinney JD.Mycobacterium tuberculosis persistence mutants identified by screening in isoniazid-treated mice[J].Proc Natl Acad Sci USA, 2010, 107:12275-12280.

[123] Anderson GG, Martin SM, Hultgren SJ.Host subversion by formation of intracellular bacterial communities in the urinary tract[J].Microbes Infect, 2004, 6:1094-1101.

[124] Garzoni C, Kelley WL.Return of the Trojan horse:intracellular phenotype switching and immune evasion by Staphylococcus aureus[J].EMBO Mol Med, 2011, 3:115-117.

[125] Rohde M, Chhatwal GS.Adherence and invasion of streptococci to eukaryotic cells and their role in disease pathogenesis[J].Curr Top Microbiol Immunol, 2013, 368:83-110.

[126] Van Bambeke F, Barcia-Macay M, Lemaire S, et al.Cellular pharmacodynamics and pharmacokinetics of antibiotics:current views and perspectives[J].Curr Opin Drug Discov Devel, 2006, 9:218-230.

[127] Garcia LG, Lemaire S, Kahl BC, et al.Influence of the protein kinase C activator phorbol myristate acetate on the intracellular activity of antibiotics against hemin-and menadione-auxotrophic small-colony variant mutants of Staphylococcus aureus and their wild-type parental strain in human THP-1 cells[J].Antimicrob Agents Chemother, 2012, 56:6166-6174.

[128] Lemaire S, Kosowska-Shick K, Appelbaum PC, et al.Cellular pharmacodynamics of the novel biaryloxazolidinone radezolid:studies with infected phagocytic and nonphagocytic cells, using Staphylococcus aureus, Staphylococcus epidermidis, Listeria monocytogenes, and Legionella pneumophila[J].Antimicrob Agents Chemother, 2010, 54:2549-2559.

[129] Lemaire S, Kosowska-Shick K, Appelbaum PC, et al.Activity of moxifloxacin against intracellular community-acquired methicillinresistant Staphylococcus aureus:comparison with clindamycin, linezolid and co-trimoxazole and attempt at defining an intracellular susceptibility breakpoint[J].J Antimicrob Chemother, 2011, 66:596-607.

[130] Lemaire S, Tulkens PM, Van Bambeke F.Contrasting effects of acidic pH on the extracellular and intracellular activities of the anti-gram-positive fluoroquinolones moxifloxacin and delafloxacin against Staphylococcus aureus[J].Antimicrob Agents Chemother, 2011, 55:649-658.

[131] Melard A, Garcia LG, Das D, et al.Activity of ceftaroline against extracellular (broth) and intracellular (THP-1 monocytes) forms of methicillin-resistant Staphylococcus aureus:comparison with vancomycin, linezolid and daptomycin[J].J Antimicrob Chemother, 2013, 68:648-658.

[132] Seral C, Van Bambeke F, Tulkens PM.Quantitative analysis of gentamicin, azithromycin, telithromycin, ciprofloxacin, moxifloxacin, and oritavancin (LY333328) activities against intracellular Staphylococcus aureus in mouse J774 macrophages[J].Antimicrob Agents Chemother, 2003, 47:2283-2292.

[133] Seral C, Carryn S, Tulkens PM, et al.Influence of P-glycoprotein and MRP efflux pump inhibitors on the intracellular activity of azithromycin and ciprofloxacin in macrophages infected by Listeria monocytogenes or Staphylococcus aureus[J].J Antimicrob Chemother, 2003, 51:1167-1173.

[134] Carryn S, Van Bambeke F, Mingeot-Leclercq MP, et al.Comparative intracellular (THP-1 macrophage) and extracellular activities of beta-lactams, azithromycin, gentamicin, and fluoroquinolones against Listeria monocytogenes at clinically relevant concentrations[J].Antimicrob Agents Chemother, 2002, 46:2095-2103.

[135] Flanigan TP, Hogan JW, Smith D, et al.Self-reported bacterial infections among women with or at risk for human immunodeficiency virus infection[J].Clin Infect Dis, 1999, 29(3):608-612.

[136] Scholes D, Hooton TM, Roberts PL, et al.Risk factors for recurrent urinary tract infection in young women[J].J Infect Dis, 2000, 182(4):1177-1182.

[137] Eschenbach DA, Patton DL, Hooton TM, et al.Effects of vaginal intercourse with and without a condom on vaginal flora and vaginal epithelium[J].J Infect Dis, 2001, 183(6):913-918.

[138] Brauner A, Jacobson SH, Kuhn I.Urinary Escherichia coli causing recurrent infections:a prospective follow-up of biochemical phenotypes[J].Clin Nephrol, 1992, 38(6):318-323.

[139] Zhou G, Mo WJ, Sebbel P, et al.Uroplakin Ia is the urothelial receptor for uropathogenic Escherichia coli:evidence from in vitro FimH binding[J].J Cell Sci, 2001, 114(Pt22):4095-4103.

[140] Dodson KW, Jacob-Dubuisson F, Striker RT, et al.Outer-membrane PapC molecular usher discriminately recognizes periplasmic chaperone-pilus subunit complexes[J].Proc Natl Acad Sci USA，1993, 90(8):3670-3674.

[141] Eto DS, Gordon HB, Dhakal BK, et al.Clathrin, AP-2, and the NPXY-binding subset of alternate endocytic adaptors facilitate FimH-mediated bacterial invasion of host cells[J].Cell Microbiol, 2008, 10(12):2553-2567.

[142] Schilling JD, Mulvey MA, Vincent CD, et al. Bacterial invasion augments epithelial cytokine responses to Escherichia coli through a lipopolysaccharidedependent mechanism[J].J Immunol, 2001, 166(2):1148-1155.

[143] Berry RE, Klumpp DJ, Schaeffer AJ.Urothelial cultures support intracellular bacterial community formation by uropathogenic Escherichia coli[J].Infect Immun, 2009, 77(7):2762-2772.

[144] Anderson GG, Palermo JJ, Schilling JD, et al.Intracellular bacterial biofilm-like pods in urinary tract infections[J].Science, 2003, 301(5629):105-107.

[145] Mulvey MA, Schilling JD, Hultgren SJ.Establishment of a persistent Escherichia coli reservoir during the acute phase of a bladder infection[J].Infect Immun, 2001, 69(7):4572-4579.

[146] Doye A, Mettouchi A, Bossis G, et al.CNF1 exploits the ubiquitin-proteasome machinery to restrict Rho GTPase activation for bacterial host cell invasion[J].Cell, 2002, 111(4):553-564.

[147] Miyazaki J, Ba-Thein W, Kumao T, et al.Type 1, P and S fimbriae, and afimbrial adhesin I are not essential for uropathogenic Escherichia coli to adhere to and invade bladder epithelial cells[J]. FEMS Immunol Med Microbiol, 2002, 33(1):23-26.

[148] Terada N, Ohno N, Saitoh S, et al.Involvement of dynamin-2 in formation of discoid vesicles in urinary bladder umbrella cells[J].Cell Tissue Res, 2009, 337(1):91-102.

[149] Chassin C, Vimont S, Cluzeaud F, et al.TLR4 facilitates translocation of bacteria across renal collecting duct cells[J].J Am Soc Nephrol, 2008, 19(12):2364-2374.

[150] Pichon C, Hechard C, du Merle L, et al.Uropathogenic Escherichia coli AL511 requires flagellum to enter renal collecting duct cells[J].Cell Microbiol, 2009, 11(4):616-628.

[151] Szabados F, Kleine B, Anders A, et al.Staphylococcus saprophyticus ATCC 15305 is internalized into human urinary bladder carcinoma cell line 5637[J].FEMS Microbiol Lett, 2008, 285(2):163-169.

[152] Rosen DA, Pinkner JS, Jones JM, et al.Utilization of an intracellular bacterial community pathway in Klebsiella pneumoniae urinary tract infection and the effects of FimK on type 1 pilus expression[J].Infect Immun, 2008, 76(7):3337-3345.

[153] Justice SS, Hung C, Theriot JA, et al.Differentiation and developmental pathways of uropathogenic Escherichia coli in urinary tract pathogenesis[J].Proc Natl Acad Sci USA, 2004, 101(5):1333-1338.

[154] Horvath DJ Jr, Li B, Casper T, et al.Morphological plasticity promotes resistance to phagocyte killing of uropathogenic Escherichia coli[J].Microbes Infect, 2011, 13(5):426-437.

[155] Justice SS, Hunstad DA, Seed PC, et al.Filamentation by Escherichia coli subverts innate defenses during urinary tract infection[J].Proc Natl Acad Sci USA, 2006, 103(52):19884-19889.

[156] Hagberg L, Hull R, Hull S, et al.Difference in susceptibility to gram-negative urinary tract infection between C3H/HeJ and C3H/HeN mice[J].Infect Immun, 1984, 46(3):839-844.

[157] Lundstedt AC, Leijonhufvud I, Ragnarsdottir B, et al.Inherited susceptibility to acute pyelonephritis:a family study of urinary tract infection[J].J Infect Dis, 2007, 195(8):1227-1234.

[158] Ragnarsdottir B, Jonsson K, Urbano A, et al.Toll-like receptor 4 promoter polymorphisms:common TLR4 variants may protect against severe urinary tract infection[J].PLoS One, 2010, 5(5)：e10734.

[159] Hilbert DW, Pascal KE, Libby EK, et al.Uropathogenic Escherichia coli dominantly suppress the innate immune response of bladder epithelial cells by a lipopolysaccharide- and Toll-like receptor 4-independent pathway[J].Microbes Infect, 2008, 10(2):114-121.

[160] Davis JM, Carvalho HM, Rasmussen SB, et al.Cytotoxic necrotizing factor type 1 delivered by outer membrane vesicles of uropathogenic Escherichia coli attenuates polymorphonuclear leukocyte antimicrobial activity and chemotaxis[J].Infect Immun, 2006, 74(8):4401-4408.

[161] Mysorekar IU, Hultgren SJ.Mechanisms of uropathogenic Escherichia coli persistence and eradication from the urinary tract[J].Proc Natl Acad Sci USA, 2006, 103(38):14170-14175.

[162] Murawski IJ, Watt CL, Gupta IR.Vesicoureteric reflux:using mouse models to understand a common congenital urinary tract defect[J].Pediatr Nephrol, 2011, 26(9):1513-1522.

[163] Wang C, Mendonsa GR, Symington JW, et al.Atg16L1 deficiency confers protection from uropathogenic Escherichia coli infection in vivo[J].Proc Natl Acad Sci USA, 2012, 109(27):11008-11013.

[164] Godsey JH, Vanden Brink KM, DiMichele LJ, et al.Commerialization of nucleic acid probe

technology:Current status[J].Adv Exp Med Biol, 1994, 349, 121-129.

[165] Zwadyk P Jr, Cooksey RC.Nucleic acid probes in clinical microbiology[J].Crit Rev Clin Lab Sci, 1987, 25(1):71-103.

[166] Mansfield ES, Worley JM, McKenzie SE, et al.Nucleic acid detection using non-radioactive labeling methods[J].Mol Cell Probes, 1995, 9(3):145-156.

[167] Nouri-Aria KT.In situ hybridization[J].Methods Mol Med, 2008, 138:331-347.

[168] Liu S, Wu N, Zhang S, et al.Variable persister gene interactions with (p)ppGpp for persister formation in Escherichia coli[J].Front Microbiol, 2017, 8:1795.

[169] Harding CM, Hennon SW, Feldman MF.Uncovering the mechanisms of Acinetobacter baumannii virulence[J].Nat Rev Microbiol, 2018, 16(2):91-102.

[170] Mean HJ, Yong PCV, Wong EH.An overview of Acinetobacter baumannii pathogenesis:Motility, adherence and biofilm formation[J].Microbiol Res, 2021, 247:126722.

[171] Longo F, Vuotto C, Donellli G.Biofilm formation in Acinetobacter baumannii[J].New Microbiol, 2014, 37(2):119-127.

[172] Roy S, Chowdhury G, Mukhopadhyay AK, et al.Convergence of biofilm formation and antibiotic resistance in Acinetobacter baumannii infection[J].Front Med (Lausanne), 2022, 9:793615.

[173] Thi MTT, Wibowo D, Rehm BHA.Pseudomonas aeruginosa biofilms[J].Int J Mol Sci, 2020, 21(22):8671.

[174] Moser C, Jensen PØ, Thomsen K, et al.Immune Responses to Pseudomonas aeruginosa Biofilm Infections[J].Front Immunol, 2021, 12:625597.

[175] Skariyachan S, Sridhar VS, Packirisamy S, et al.Recent perspectives on the molecular basis of biofilm formation by Pseudomaonas aeruginosa and approaches for treatment and biofilm dispersal[J].Folia Microbiol (Praha), 2018, 63(4):413-432.

[176] Gerner E, Almqvist S, Thomsen P, et al.Sodium salicylate influences the Pseudomonas aeruginosa biofilm structure and susceptibility towards silver[J].Int J Mol Sci, 2021, 22(3):1060.

[177] Chakraborty P, Dastidar DG, Paul P, et al.Inhibition of biofilm formation of Pseudomonas aeruginosa by caffeine:a potential approach for sustainable management of biofilm[J].Arch Microbiol, 2020, 202(3):623-635.

[178] Chakraborty P, Bajeli S, Kaushal D, et al.Biofilm formation in the lung contributes to virulence and drug tolerance of Mycobacterium tuberculosis[J].Nat Commun, 2021, 12(1):1606.

[179] Ma F, Zhou H, Yang Z, et al.Gene expression profile analysis and target gene discovery of Mycobacterium tuberculosis biofilm[J].Appl Microbiol Biotechnol，2021, 105(12):5123-5134.

[180] Richards JP, Cai W, Zill NA, et al.Adaptation of Mycobacterium tuberculosis to biofilm growth is genetically linked to drug tolerance[J].Antimicrob Agents Chemother，2019, 63(11):e01213-19.

[181] Singh KS, Kumar R, Chauhan A, et al.Knockut of MRA_1916 in Mycobacterium tuberculosis H37Ra affects its growth, biofilm formation, survival in macrophages and in mice[J].Tuberculosis (Edinb), 2021, 128:102079.

[182] Purdy GE, Hsu FF.Complete characterization of polyacyltrehaloses from Mycobacterium tuberculosis H37Rv biofilm cultures by multiple-stage linear lon-trap mass spectrometry reveals a new Tetraacyltrehalose family[J].Biochemistry，2021, 60(5):381-397.

[183] Ernst CM, Braxton JR, Rodriguez-Osorio CA, et al.Adaptive evolution of virulence and persistence in carbapenem-resistant Klebsiella pneumoniae[J].Nat Med, 2020, 26(5):705-711.

[184] Li Y, Zhang L, Zhou Y, et al.Survival of bactericidal antibiotic treatment by tolerant persister cells of Klebsiella pneumoniae[J].J Med Microbiol，2018, 67(3):273-281.

[185] Lee JS, Choi JY, Chung ES, et al.Variation in the formation of persister cells against meropenem in Klebsiella pneumoniae bacteremia and analysis of its clinical features[J].Diagn Microbiol Infect Dis，2019, 95(3):114853.

[186] She P, Liu Y, Xu L, et al.SPR741, double-or triple-combined with erythromycin and clarithromycin, combats drug-resistant Klebsiella pneumoniae, its biofilm, and persister cells[J].Front Cell Infect Microbiol，2022, 12:858606.

[187] Patole S, Rout M, Mohapatra H.Identification and validation of reference genes for reliable analysis of differential gene expression during antibiotic induced persister formation in Klebsiella pneumoniae using qPCR[J].J Microbiol Methods, 2021, 182:106165.

[188] Denega I, d'Enfert C, Bachellier-Bassi S.Candida albicans Biofilms Are Generally Devoid of Persister Cells[J].Antimicrob Agents Chemother, 2019, 63(5):e01979-18.

[189] Sun J, Li Z, Chu H, et al.Candida albicans amphotericin B-tolerant persister formation is closely related to surface adhesion[J].Mycopathologia, 2016, 181(1-2):41-9.

[190] Wernérus H, Samuelson P, Ståhl S.Fluorescence-activated cell sorting of specific affibody-displaying staphylococci[J].Appl Environ Microbiol, 2003, 69(9):5328-35.

[191] Antoniadi I, Skalický V, Sun G, et al.Fluorescence activated cell sorting-A selective tool for plant cell isolation and analysis[J].Cytometry A, 2022, 101(9):725-736.

[192] Adams PD, Lopez P, Sellers WR, et al.Fluorescence-activated cell sorting of transfected cells[J]. Methods Enzymol, 1997, 283:59-72.